歯周病は1日で治せる！

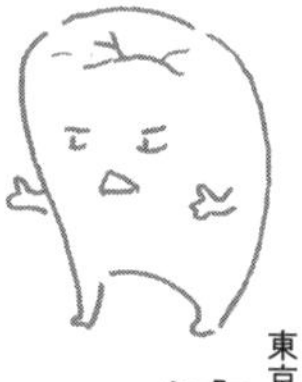

東京国際クリニック歯科院長
清水智幸

文藝春秋

プロローグ　当院は歯の駆け込み寺

「朝起きて、口をゆすいでいたら歯が抜けたので来ました」

歯のぐらつきはあっても痛みをともなわなかったため、この方は自分が歯周病であるという自覚をまったく持っていませんでした。以前にも歯が自然に抜け落ちたことがあり、今日抜けた歯で3本目なので何かおかしいなと思って、受診されたのでした。

診察する前から、重症化した歯周病特有の強い口臭もしていましたし、口の中を見れば、歯ぐきは熟しきったトマトのようにグジュグジュしていて真っ赤です。ほかにもぐらついた歯が多数あり、他院なら抜歯を勧められるような段階でした。

みなさんはこのエピソードを読んで、どんな人物を想像したでしょうか？　歯周病は

〝高齢者の病気〟と長らくいわれてきましたから、おそらく多くの方が中高年以上の男性をイメージしたのではないかと思います。

しかし、この患者さんは、19歳の女性です。

歯周病は中年以降の病気――そんなふうに思っていたら、大間違いです。10代でも20代でも、男女に関係なく歯周病にかかります。じつは歯周病の有病率は大変高く、**20歳代で約7割、30〜50歳代で約8割、60歳代になると約9割**。どの年代でも、驚くほど高い数字を示しています。

日本人の成人の5人に4人が歯周病というデータを元にすれば、大人の80％が歯周病ですから、国民病という表現も決して大げさではありません。そして歯周病の方のうち約1割が重症患者、約8割が中程度の症状で、放っておけば重篤化する予備軍なのです。

これだけの数字を示しても、子ども時代からなじみのある虫歯ほどには〝自分ごと〟としてとらえていない方が多く、自分と歯周病は無関係と思っている方もいることでしょう。じつは、冒頭の女性は看護師さんでした。一般の方より医療的知識を持っている方ですら、「歯周病がこんなに悪化するなんて、考えたこともなかった」と話していたくらいですから、この感覚は多くの方に共通するのかもしれません。

しかし実際には、歯周病専門医の私のもとには、症状をこじらせたあらゆる年代の患者さんが駆け込み寺的にやってきます。

「どの歯医者にも抜歯しかないといわれ、最後の砦《とりで》と思ってこちらにきました」

「歯周病治療を1年も2年もやっているけど、ぜんぜん治らない。一生付き合うしかない病気といわれたけれど、いろいろ調べてここにたどり着きました」

「インプラントを勧められてやったら、ひどい歯周炎になってしまった。もう一度インプラントを入れ直すことを勧められたけれど、これ以上いい加減な治療をされたら終わりだと思って、知人の勧めでこちらに来ました」

重度歯周炎と呼ばれる状態の方が藁《わら》をもつかむ、そんな心境で来院されるケースがほとんどです。

歯周病をめぐる国民的誤解

重症化した患者さんにこれまでにどんな治療をなさってきたのかをお伺いする中で、耳を疑うような話をたくさん聞いてきました。中度～重度の歯周病になると専門医の治療が必須ですが、日本の歯科治療の現場では、歯科医の側にも多くの誤解や技術不足が見受けられます。

「歯周病は治らないといわれた」

「抗生物質を処方されたけど、いっこうによくならない」

「とにかく、治療に時間がかかる。もう3年以上かよっているのによくなるどころか、どんどん悪くなっている」

「歯周病の歯は抜いてインプラントにするのがいちばんだといわれてやったけど、逆にひどいインプラント周囲炎になってしまって、どうしたらいいかわからない」

歯周病は歯ぐきの病気ですが、進行すれば歯と歯を支える骨が溶けて、歯を失いますから早期の治療が大切です。しかしさまざまな誤解も多く、国際的な水準からみて「遅れた」治療もいまだに多くなされているのが日本の実情です。

私は80年代末に、当時日本歯科大学の助教授だった、日本における歯周病学の第一人者である岡本浩先生（元奥羽大学歯学部歯周病科教授）と出会い、歯周病治療を専門とする道を歩みはじめました。近代歯周病学は60年代にスウェーデンのイエテボリ大学で確立されたのですが、それを最初に日本に持ち込んだのが岡本先生です。そのご縁で、近代歯周病学の生みの親であるイエテボリ大学のヤン・リンデ名誉教授のもとで学ぶ機会にも恵まれ、キャリアの早い段階で、歯科治療先進国といわれるスウェーデンの取り組みを間近に見られたことは、今でも私の大きな財産だと思っています。

かつて歯周病の臨床研究は日本の歯科治療において主流派ではありませんでした。しかし私は歯周病を制する者が口腔年齢を若返らせることができるという信念のもと治療研究を重ね、これまで1万症例以上手がけてきました。その中で確信を持っていえることは、**「歯周病は必ず治せる」**ということです。

私は10年ほど前から、歯周病を最短1日で治す歯周病治療「ペリオドド」を考案して、日本の患者さんにご提供しています。これは〝歯周病（ペリオ）に終止符（ピリオド）を打つ〟という思いを込めた、ネーミングです。

従来の治療では、口腔内を数ブロックに分けて段階を追って治療を行うため、1年以上に及ぶ治療期間が必要で、その間に挫折してしまう患者さんも多く見受けられました。しかし、ヨーロッパの最新のエビデンス（科学的根拠）に基づいた治療法で適切な治療器具を使えば、治療期間を大幅に短縮できるのです。軽度〜中度の患者さんは治療そのものは

1日で終わるケースも多く、重症化した患者さんも他院にくらべて短期の治療で済んでいます。

さらに、現在、私が院長を務める東京国際クリニックの歯科では、歯周病との関連が深い全身疾患について、同クリニックの医科と綿密な連携を取って取り組むことのできる体制も整えています。一例をあげれば、歯周病と糖尿病は密接に関係していて、インシュリンを投与してもなかなか血糖値が下がりにくい患者さんには重度歯周病の方が多く、歯周病を治療することで血糖値のコントロールがしやすくなる、ということがあります。こうした歯科と医科との連携は、医療者としての私の長年の悲願でした。

近年の研究では、歯の残存率と健康長寿の因果関係が明確になり、歯周病が特定の病気の進行を早めたり、アルツハイマー型認知症に関連していることもわかってきました。のちに詳述しますが、歯周病とは患者さんのクオリティ・オブ・ライフにひときわ深くかかわってくる病気なのです。今後、ますます歯周病と糖尿病などをはじめとする全身疾患との関係は研究が進むでしょうし、治療の連携がより一層求められる分野です。

健康の要《かなめ》は歯にあります。**いのちの源はよく噛める歯にあります。**

歯を失わず、人生を十全に味わってもらうためにこそ歯周病を正しく理解していただきたいのです。

この本を手にとってくださった方が何歳でも、どんな歯の状態でも諦める必要はありません。どんな人でも口腔年齢を巻き戻すことは可能です。「病は気から」という言葉がありますが、じつのところ「病は口から」といっても過言ではないのです。

それでは、多くの病気のリスクを低減させ、健康寿命をまっとうするための「新しい歯の常識」をお伝えしていきましょう。

目次

2章　歯周病を治せば、お口の年齢は30年巻き戻せる

3章　新たな現代病・インプラント周囲炎

4章 〝ごめんブラッシング〟で歯ぐきが生まれ変わる

5章 〝1日で治す〟世界水準の治療法「ペリオドド」の実際

6章 ここも知りたい！ 歯のトラブルQ＆A

構成 今富夕起
装丁 大久保明子
イラスト 上楽 藍
写真 末永裕樹

1章

口の中を見れば、寿命がわかる

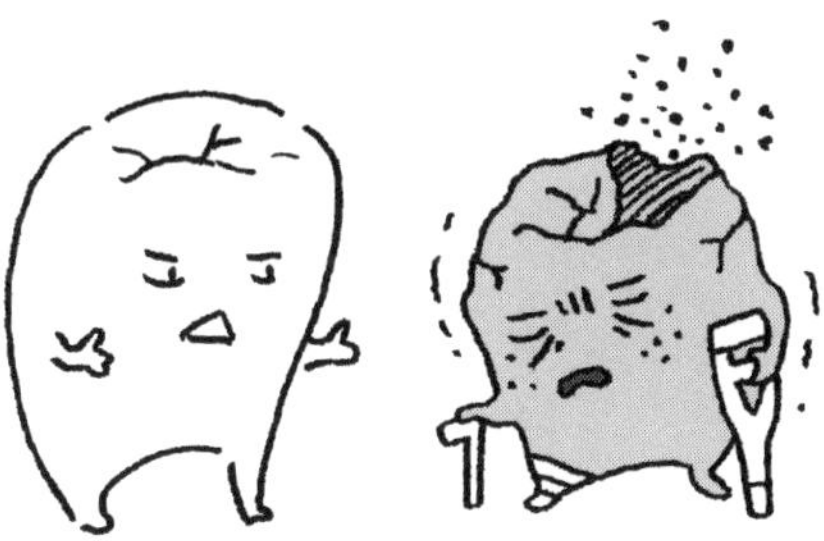

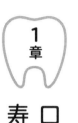

45歳以降の「歯を失う原因」の1位は歯周病

みなさんは、なんのために歯磨きをしていますか？

虫歯予防のため、口臭予防のため、衛生観念として、小さい頃からの習慣だから。パッと思い浮かぶ回答は、このあたりでしょうか？　どれも間違いではありませんが、歯周病専門医の立場からすると、「歯周病予防のため」という回答が2番手くらいにきてほしいところです。

ところが、日々、多くの患者さんと接してきて実感するのは、ほとんどの方が虫歯に対する意識はとても高いのに、歯周病に対しては危機感を抱いていません。「歯ぐきの出血くらい自然に治ると思っていた」「歯磨きは毎日しているし、歯の定期検診で引っかからなかったからとくに気にしていなかった」という方々ばかり。

でも現実には、歯周病は虫歯と並んで、人間が歯を失う二大原因のひとつなのです。

表にある通り、45歳以降では歯を失う原因の1位が歯周病です。次いで2位が虫歯。35

世代別の歯を失う原因

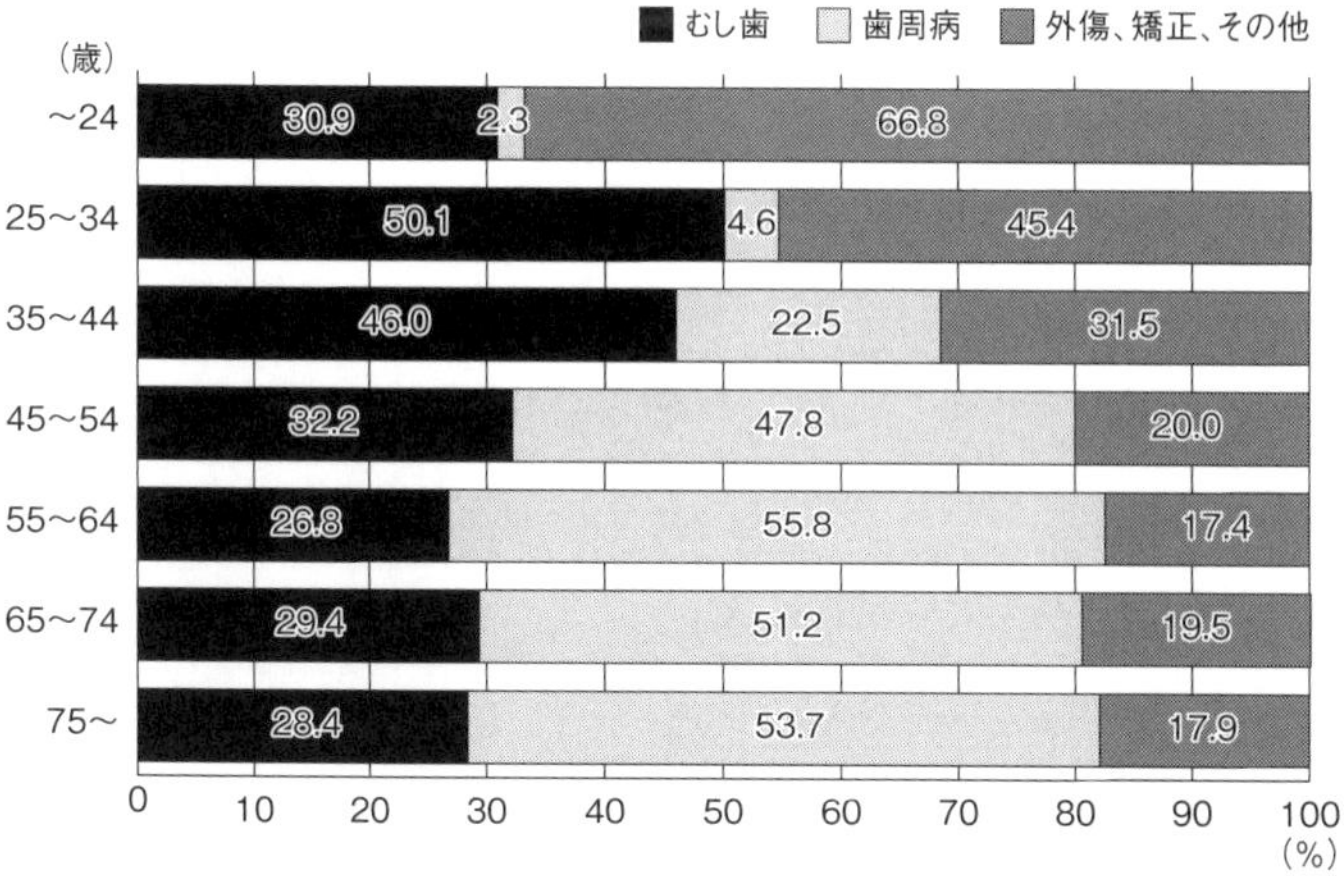

8020推進財団調査、2005年

〜44歳では1位と2位が入れ替わりますが、25歳以上の成人が歯を失う理由の半分以上は歯周病と虫歯が占めています。

厚生労働省が3年ごとに実施している「患者調査」の平成26年調査によると「歯肉炎及び歯周疾患」の総患者数（継続的な治療を受けていると推測される患者数）は、331万5千人で、前回の調査よりも減るどころか、65万人も増加しています。

男女別では、男性が137万3千人、女性が194万2千人です。

歯に違和感やトラブルを抱えていても、治療に通っていない方はこの数字には含まれていませんので、潜在的な患者数はもっと多いことが推測できます。

4ミリ以上の歯周ポケットを有する者の割合の年次推移

（%）

年齢階級	2005年	2011年	2016年
15～24歳	7.2	8.5	17.6
25～34歳	21.6	17.8	32.4
35～44歳	26.6	24.3	42.6
45～54歳	42.2	33.2	49.5
55～64歳	49.8	47.0	53.7
65～74歳	48.9	46.5	57.5
75歳～	36.5	44.9	50.6

厚生労働省、平成28年歯科疾患実態調査

さらに２０１６年に発表された衝撃的なデータがあります。歯周病にかかっていることを示す明確な指標のひとつに、歯と歯ぐきの間の溝である「歯周ポケット」が４ミリ以上というものがあります。厚生労働省の発表資料によると、２００５年と２０１６年の比較で、全世代で歯周病が増加していますが、**15歳～34歳の比較的若い世代や、35歳～44歳の働き盛りの世代で伸び率が高い**ことに注目してください。歯周ポケットの深さが４ミリ以上というのはすでに歯周病が中程度にさしかかった状態です。

近年の別の調査研究では、重度歯周病は40歳前後で発症し、その後、急速に進行する例が多いことがわかっています。つまり、ここ10年ほどで、若年層から働き盛りの40～50代にも感染が広がっていることが問題なのです。

軽度の状態のものも含めれば、冒頭で述べた国民の5人に4人が歯周病というのも決して大げさな推計値でないことはご理解いただけるでしょう。

健康のカギは口腔内フローラ

歯周病とは、簡単にいうとプラーク（歯垢《しこう》）に潜む歯周病菌によって、歯ぐきに炎症が起きる病気です。

口の中にはさまざまな細菌が存在しますが、それら細菌の集合体プラークは、ヌメリのように歯の表面にこびりつきはじめます。すると、蓄積された細菌の中で、歯周病菌の割合がどんどん増加してしまうのです。当院では、歯周病の予防においても治療においても、原因となる細菌を除去するためのプラークコントロール（口腔《こうくう》清掃）にもっとも力を入れています。

歯ぐきの炎症を放置しておけば、歯周病菌が歯周組織に入り込み、歯槽骨《しそうこつ》や歯根膜を破壊しはじめます。歯槽骨が半分以上破壊されると、歯はぐらぐらになって、やがて抜け落ちてしまいます。

歯が抜け落ちるなんてよっぽど重症化するまで放っておいた場合でしょう？　自分にはさしあたって関係ない、と感じる方もいるかもしれません。

でも軽度〜中程度の歯周病でも、口の中で口腔内細菌は激増しており、歯が抜けることはないにしても、さまざまな全身疾患のリスクを大きく高めているのです。ここで、近年、日進月歩で研究の進む口腔内フローラのお話をしたいと思います。

腸内フローラという言葉は有名になり、〝腸活〟という言葉もすっかり定着しました。フローラは細菌の集合体である細菌叢《そう》のことで、顕微鏡で見てみると花などの植物が群生しているように見えることから、日本語でお花畑を意味するフローラという言葉で呼ばれるようになりました。

確かに、腸内フローラを良好に保つことで、免疫力アップ、自律神経のバランスやメンタルの安定など、たくさんの健康効果をもたらします。

でも、考えてみてください。腸に届け！　と思いながら、せっせと食べるヨーグルトや食物繊維。これらの入り口は、説明するまでもなく口です。口から腸までは１本の管のようにつながっています。

歯の構造と「歯周ポケット」

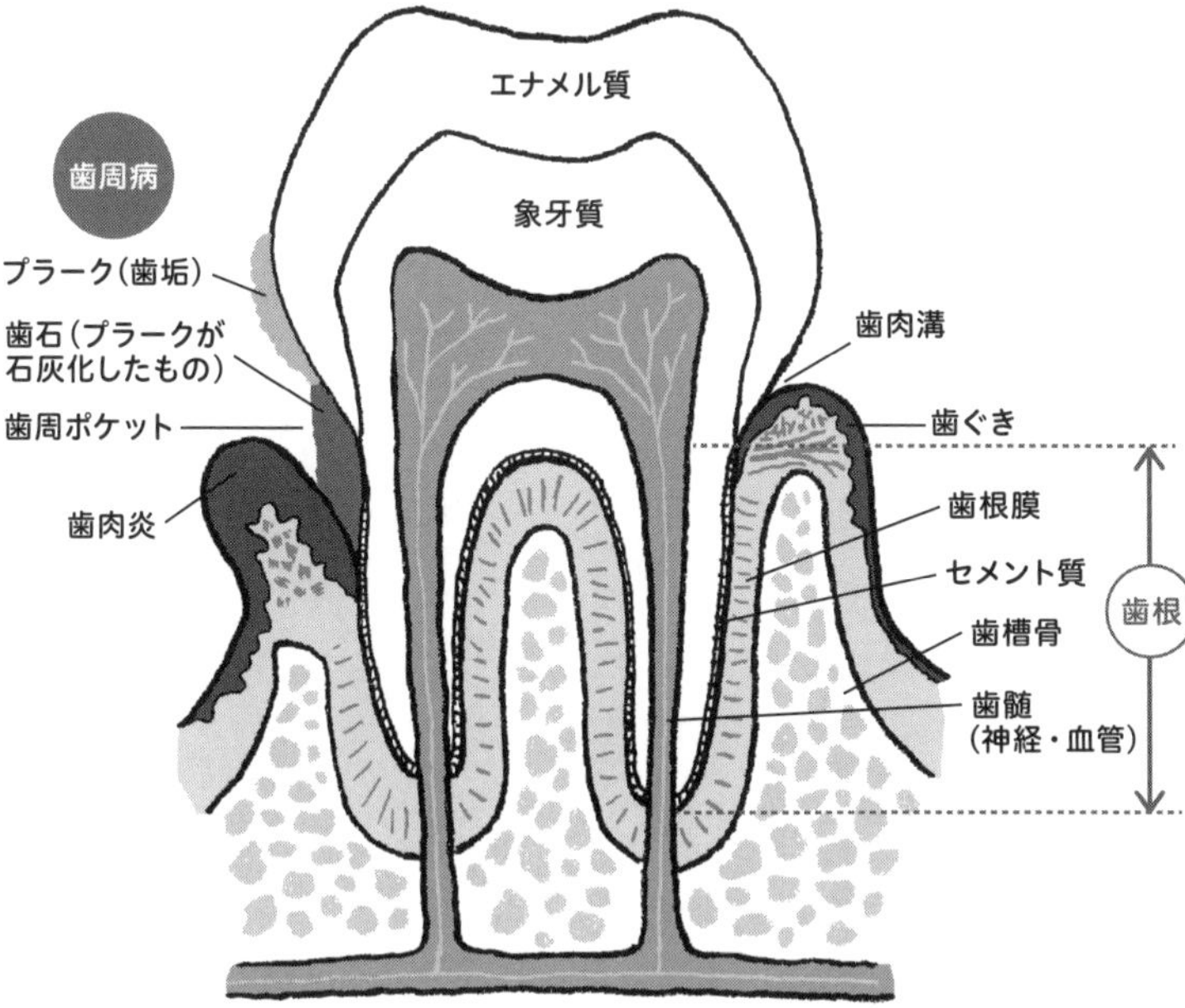

細菌の集合体プラークが歯の表面にこびりつきはじめると、蓄積された
細菌の中で歯周病菌が増殖し、歯ぐきに炎症が起きる

科学雑誌『ネイチャー』のウェブ版（2011年5月21日公開記事）には、体内には個別の場所にいろんなフローラがあることが記されていて、腸や口以外の体中のあらゆる場所に細菌のお花畑が咲いているのです。もちろん口にも、口腔内フローラがあります。

口の中にはおよそ700種類の細菌がいるといわれ、細菌の塊《かたまり》であるプラークには1ミリグラム中に1～10億もの細菌がいるといわれます。ちなみに、諸説ありますが、これと同じくらいの数、もしくはそれ以上の細菌が含まれているのは便。そのくらい、口の中の細菌の数は多い。

善玉菌9割、悪玉菌1割が理想的なバランスですが、口腔内フローラの質の良し悪しにかかわらず、私たちは唾液や飲み物、食べ物と一緒に、**1日に約1000億個もの口腔内細菌を飲み込んでいます**。

その細菌の多くは胃で殺菌されますが、一部は腸に届きます。新潟大学の山崎和久教授の研究グループは、歯周病の原因菌ポルフィロモナス・ジンジバリス（口腔偏性嫌気性細菌）をマウスの口腔から投与したところ、**腸内細菌叢を大きく変化させ、全身の炎症を引き起こす**ことを明らかにしています。

2018年に米国がん学会（AACR）の学術誌に発表された研究では、10年におよぶ追跡調査で口腔内細菌叢と食道がんとの関連を明らかにしています。歯周病を発症させるタンネレラ・フォーサイシア菌は**食道腺がんのリスクを21％高め**、ポルフィロモナス・ジンジバリスは食道扁平上皮がんと関連していることもわかってきました。

歯周病菌を飲み込むことで腸内環境が変化し、全身に炎症を起こしたり、ひいてはがん発症のリスクも高めているのです。

そして、大切なポイントとして、腸内フローラのよくない人は、口の中の細菌の数が多いこともわかっています。

つまり、いくら腸活に励んでも、口腔内フローラがよくなければ、期待したような効果を得られない可能性が高い。腸活をするのであれば、まずは口の中にある口腔内フローラを整えること——この考え方を、これからの常識にしていかなくてはなりません。

プラークコントロールで口腔内を守る

口の中にいる細菌を「口腔常在細菌」と呼びます。

およそ７００種類あるといわれる口腔常在細菌のうち、健康な人の口の中には「アクチノマイセス」という、ただそこにいるだけで何も悪さをしない細菌が多くを占めています。このアクチノマイセスは、歯周病にかかると減少することがわかっているため、口の健康を知るひとつのバロメーターともいえます。

何も悪さをしないからといって存在意義がないわけではなく、アクチノマイセスを主とした細菌が独自のフローラをつくり、口の外から入ってくる細菌の定着を防ぐ役割を果たしているとも考えられています。

口腔常在細菌は、腸内と同じように「善玉菌」「悪玉菌」「日和見菌《ひよりみ》」で構成されていると考えるとわかりやすいでしょう。口腔内における悪玉菌は虫歯菌や歯周病菌、日和見菌がアクチノマイセスです。

腸内環境が悪化すると、日和見菌が悪玉菌に姿を変えて悪さをするように、**口腔内の環境が悪くなると虫歯菌や歯周病菌が優勢となってしまいます**。口の中の健康を保つためには、こうした悪玉菌が活躍しにくい環境を日々整えてあげるしかありません。

腸であれば乳酸菌や食物繊維を送り込んであげることが有効ですが、口の場合はどうでしょうか？

徹底したプラークコントロール――これに尽きます。

その具体的な治療法や、日々の生活の中での実践として私が推奨する〝ごめんブラッシング〟はのちに詳述しますが、そもそも正しくブラッシングができていないと、歯垢《しこう》の上にさらに歯垢がつくられるという形で、どんどん塗り重ねられていきます。

歯周病菌は酸素のない場所で活発に働く細菌なので、歯垢が厚くなり、歯周ポケットが深くなればなるほど、その内側には空気が行き届かなくなり、歯周病菌にとってかっこうの繁殖場所になるのです。こうなると、悪玉菌である歯周病菌はどんどん増殖していき、いままでは無毒だった歯垢も悪さをする歯垢へと姿を変え、歯周病を進行させていきます。歯垢が長い間付着して石灰化したものが、いわゆる歯石です。

歯周病が「生活習慣病」ともいわれる理由はここにあります。日々の口腔ケアによって、かなりの部分をコントロールできるからです。歯科の領域では唯一、糖尿病や高脂血症などと同じく、日頃の生活習慣を原因として発症する疾患と定められています。

自分の歯が残っている人ほど長寿になる訳

口腔内環境を整えて、できるだけ自分の歯を健康な状態で残すこと。それはいのちの長さとダイレクトに結びつきます。文字通り、自分の歯が残っている人ほど、長生きできるのです。

アメリカの疾病管理予防センター（CDC）では、10年、15年という長期にわたり、歯が1本も残っていない無歯顎の人と25本以上残っている人を比較し、歯の残存率と死亡率の関連性を調べています。その結果、**歯の本数が減ってくると、相対的に死亡率は1・3倍高くなり、心臓病による死亡率は2倍近く高く**なりました。

イギリスの60年近くにわたる長期調査でも、歯の本数と死亡率の因果関係は認められています。

日本においても、65歳以上の2万人以上を対象とした調査で、残った歯の数が20本以上の人に比べて、10～19本の人は1・3倍、0～9本の人で1・7倍の死亡率であることが明らかになっています。そして単に寿命が長いだけではなく、健康寿命が長く、要介護でいる期間も短いという結果も出ています。

命の終わりを迎える間際まで、自分の足で歩き、ある程度の身の回りのことは自分でできる。そんな健康寿命を延ばしていくことと歯の残存率は大いに関係しているのです。


なぜ歯はここまで深く寿命に関係するのでしょうか。

口は食べ物の入り口です。私たちの体は細胞の塊で、足腰を支える骨や筋肉、内臓などを構成する細胞のひとつひとつは、すべて食べ物から栄養をもらって構成されています。

ところが歯がぐらつく、痛む、あるいは歯を失ってしまうと、必然的に噛む力の必要がない柔らかい食べ物を好んで食べるようになり、栄養の偏りを生みます。

よく知られているように、人間に必要な栄養素は「脂質」「糖質」「タンパク質」の三大栄養素と、そこに「ビタミン」「ミネラル」を加えた五大栄養素、最近では「食物繊維」を加えた六大栄養素が必要です（正確には栄養素ではありませんが、その役割を考えたときに栄養素と同等であることから、近年では第六の栄養素として取り扱われることがあります）。

昔から、バランスよく噛んで食べましょうといわれるのにはきちんと理由があって、栄養素というのは単体ではあまり機能せず、複数の栄養素をバランスよく摂取することで互

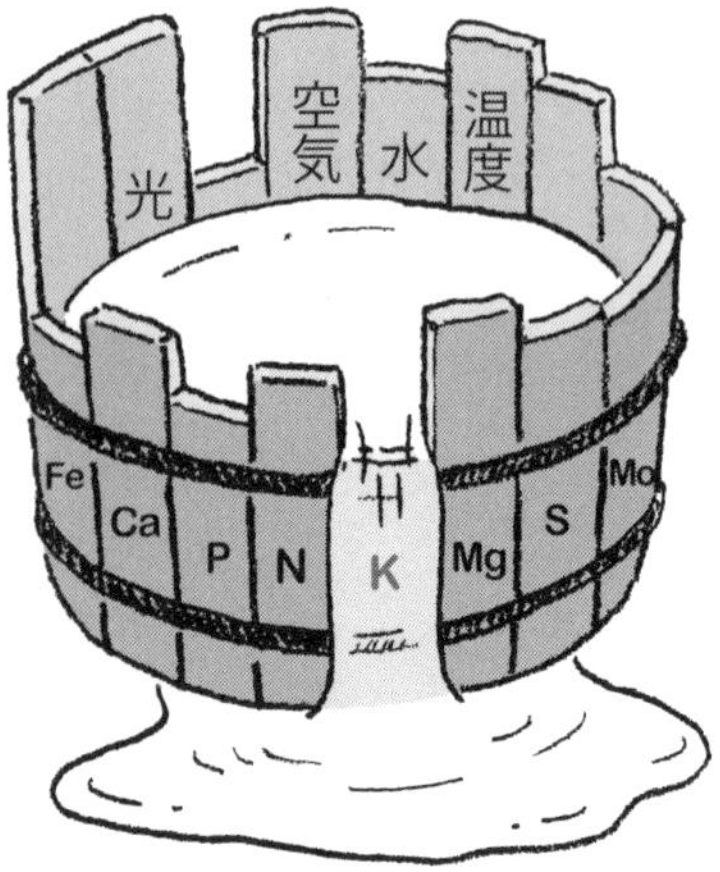

ドベネックの桶

「リービッヒの最小律」の概念図。植物は窒素、リン酸などさまざまな栄養素を必要とするが、いちばん短い板から水がこぼれ落ちるように、もっとも足りない栄養素によってのみ影響されるという法則

いを補完しあい、本来の機能を発揮します。

そのことを端的に示したのが、上の「**ドベネックの桶**」です。板の長さにバラつきのある桶で水を汲もうとすれば、いちばん低い板のところまでしか水を入れることができません。同様に、食べたものの栄養素も、いちばん摂取量の少ないものに合わせてしか、体内で活用できないことを示しています。

歯がなくなると、まず、食物繊維の多い野菜や果物の摂取量が減ります。人参やキャベツなどはクタクタになるまで柔らかく煮ることが多いため、食べる頃にはビタミンなどの水溶性の養分をはじめ、多くの栄養素が失われてしまいます。野菜や果物に多く含まれている「ビタミン」「ミネラル」「食物繊維」などの栄養素には、がんの抑制効果や、心臓疾患、脳卒中のリスクを下げる効果があります。

反対に摂取量が増えていくのが、ごはん、パンなどの炭水化物。どちらも体にとって大切な栄養素を含んではいますが、食べすぎは糖質の過剰摂取につながります。また、歯を痛めている人ほど食べやすいからと菓子パンを好みますが、糖質に加え脂質の摂取量も増えてしまいますし、高血圧や高血糖、認知症の原因にもなるといわれるトランス脂肪酸の影響も心配です。

さらに、糖質の代謝にはビタミンB_1、脂質の代謝にはビタミンB_2が必要ですが、歯がなくなって噛めなくなると、これらを多く含む野菜、肉などの摂取量が減り、体内でのエネルギー消費量も減っていきます。

先ほどのドベネックの桶で活用されずにあふれた栄養素がどこへ行くのかといえば、脂肪となって体内に蓄積されていきます。こうして、食べられないから栄養不足でやせていく、のではなく、栄養不足で太っていくのが近年の特徴でもあります。歯が1本もない人の肥満率は、そうでない人に比べて3倍に増えるというスウェーデンの現地の話もあります。つまり、**歯のトラブルを抱えた人ほど太りやすい傾向があります。**

脂肪が増えると当然ですが、動脈硬化が起きて高血圧になり、狭心症や心筋梗塞など心臓や血管系の病気が増えていきます。そうなると今度は、脳卒中や脳梗塞も増えるなど、歯が失われたことによって病気の連鎖が出来上がってしまうのです。

私の患者さんでも、**歯周病の治療が進んでいくと、自然と体重が減っていった**という実体験を持つ方が数多くいらっしゃいます。

「食べるよろこびを取り戻して、それでやせられるんだから、一石二鳥どころじゃないですね」とおっしゃった方もいましたが、なんでもよく嚙んでバランスよく食べられることがウエイトコントロールも容易にするのです。

嚙むだけで脳が活性化する

よく、「ひと口30回嚙んで食べましょう」といわれますが、咀嚼《そしゃく》運動は脳機能をダイレクトに活性化します。

嚙むことによって、**大脳皮質の運動野と感覚野、小脳などの血流量は20～40％も増加し、**

さらに興味深いことに**高齢者になるほど前頭連合野の活性化が顕著に見られる**のです(M.Onozuka 2002-2003, J Dent Res.)。連合野は認知症と深くかかわる部位で、思考や行動の抑制、コミュニケーションなどをつかさどります。この部分が機能低下すると認知症になります。

昭和女子大学の永田由美子氏らが発表した実験では、高齢者グループに固い米飯と柔らかい米飯を咀嚼してもらって測定したところ、脳総動脈血流量・速度、心拍数、体熱放散などすべてのパラメーターで、固い米飯食を咀嚼したほうが高いレベルを維持したのです。つまりしっかり嚙むことで、交感神経が刺激され、エネルギー消費量も高く維持される。

脳の血流量が増えると、必要な糖質がきちんと行き届きますから、脳血管障害も起こりにくくなります。認知症は脳血管障害の一種ですから、嚙むことは認知症の予防・改善にもなるんですね。

また、嚙む力のある方は、高齢になってもしっかり肉や魚、野菜を食べることができるため、健康の維持が容易です。肉や魚に含まれる動物性タンパク質は、筋肉量を維持するのに欠かせない栄養素。いくつになっても自分の足でしっかり歩くためには積極的に摂りたい栄養素ですし、ビタミンB群を含む野菜と一緒に食べることができれば、体内でより効果的にタンパク質を活用することができます。

さらに、タンパク質をもとに肝臓では筋肉や血管、免疫細胞の働きに欠くことのできないアルブミンという成分がつくられるのですが、このアルブミンの量が多い人ほど健康長寿で、少ない人は短命の傾向があったり、認知機能の低下や脳卒中や心臓病のリスクが上がるというデータもあります。

一見、無関係に思えた「噛む」という行為が、健康長寿に深く関係していることがおわかりいただけたかと思います。

ある60代の重度歯周病の男性で、噛むと痛いからとお肉は10年以上食べていないという方がいらっしゃいました。難しい症例でしたが、なんとかご自身の歯を15本残せました。治療後は、「固いおせんべいでもなんでも食べられる。焼肉屋にも久しぶりに行ったよ」と本当に嬉しそうにお話しされていました。頭がはっきりして声にもハリがあり、顔の血色、つやは見違えるようによくなりました。

歯周病の不快感や痛みから解放されたこともメンタルによく作用しているのでしょうが、

きちんと食べられることこそ体の内側から健康を生み出し、人生を輝かせるんだということを教えられた患者さんでした。

美しい顔は噛む力から

来院される方の中に、審美歯科治療の相談をされる方もいます。

当院では、ホワイトニング、セラミッククラウン（虫歯の治療跡などを覆うセラミックの被せ物）、ラミネートベニア（歯の表面にセラミック板を貼り付ける治療法）、歯列矯正、結合組織移植などにも対応しています。

しかし審美歯科治療とは、まず健康な歯ぐきという土台をつくり、歯の機能性を回復し、そのあとにはじめて行うべきものです。

たとえば歯ぐきが炎症を起こした状態でホワイトニングをやっても、血液に汚染されて仕上がりはまだらになりますし、エナメル質、象牙質のそれぞれに使う薬剤の濃度を変えて適切な治療をすることができません。そもそも歯が白くなっても歯ぐきが黒ずんでいては元も子もないでしょう。

一般的な審美歯科治療やインプラント治療では、表面的な美しさや目先の健康ばかりに目が行きがちですが、そんなやり方ではいずれ破綻してしまいます。患者さんには、口腔内をきれいにして、きちんと噛める状態にすることこそが美しさにつながりますよ、と説明しています。

噛めることが、見た目の若さ・美しさにも直結します。

人は顎の筋力が落ちると頬がたるんで、口角も下がり、いわゆる老人顔になります。しっかり噛むことが、顎の筋力トレーニングになり顔にハリを取り戻させます。**ひと口30回、一度の食事で1500回噛むのが理想**です。ただし、健康な人でも一度の食事で噛む回数は600回程度といわれていますので、歯周病で噛む力をなくしている方はその半分にも満たないかもしれません。

体は正直です。噛む力がなくなって、咀嚼の回数が減っていくと、筋肉で支えられている脂肪が下垂し、フェイスラインがたるみます。

継続的な筋力トレーニングが大切なことは、私自身、身をもって感じています。健康維持とストレスを溜めないことを目的に、週3回のジム通いをしていますが、筋肉があると代謝量が増えるため極端に体重が増えることもありませんし、もう何十年も洋服のサイズは変わっていません。

重度の歯周病で噛めなかった患者さんが治療によって噛む力を取り戻すと、フェイスラインがシュッと引き締まり、全体的にハリのあるお肌に変わっていくのを何人も見てきました。

噛むという動作でいうと、顎を動かすには口の周りの筋肉（咀嚼筋、表情筋）、その筋肉を支えるための首の筋肉（広頸筋、胸鎖乳突筋）など、いろんなものが協調して動きます。噛むことによって顔周りの筋肉が全体的に鍛えられ、顔の印象が大きく変わるのです。

フェイスラインのたるみが改善されれば小顔効果もあるでしょうし、頬の筋肉が引き締まれば、ほうれい線やマリオネットラインも目立たなくなります。噛む回数を意識的に増やすことで、見た目のアンチエイジング効果を高めることができるでしょう。

唾液は超優秀な天然のサプリメント

健康な人で、1日に1〜1・5リットルの唾液を分泌しているといわれています。唾液には、食べ物をおいしく感じさせ、飲み込みやすくし、消化酵素の働きで食べたものの消化をサポートする作用、殺菌・抗菌作用、再石灰化作用、自浄作用など、さまざまな働きがあります。

虫歯、歯周病の予防という観点からは、口腔内の細菌の繁殖を抑える殺菌作用を大いに働かせてほしいところです。

よく、「寝起きの口の中は雑菌だらけ」といわれているのは、夜になると唾液の分泌量が減り、虫歯菌や歯周病菌などの細菌が繁殖しやすい環境になるためです。寝ている間に口の中で細菌が繁殖しているから、起きてすぐに水は飲まず、まずはうがいをしましょう、なんてこともいわれてはいますが、そこまで神経質になる必要はありません。そこに気を遣うくらいなら、寝る前のブラッシングを少しでも丁寧に確実に行うことのほうが、よほど効果的です。

少し話が横道にそれましたが、唾液の分泌量は加齢や喫煙習慣によっても減っていきます。つまり、年齢を重ねればそれだけ、虫歯や歯周病のリスクは高まります。

さらに唾液の効用をお伝えすると、成分に含まれる消化酵素のアミラーゼは、胃腸薬と同じもの。つまり胃もたれや胸焼けの予防を、唾液は自然と行ってくれているのです。唾液中の消化酵素リパーゼは、脂質の分解にも関わり、食べたものをスムーズに代謝させてエネルギーに変えてくれます。

女性には、アンチエイジング効果も見逃せません。よく噛んで食べると、唾液の中に成長ホルモンの一種であるパロチンという酵素が分泌されます。**パロチンは〝若返りホルモン〟**ともいわれますが、これは、パロチンが活性化すると、ＥＧＦという上皮成長因子とくっついて、細胞を活性化したり細胞数を増やすという現象が起こります。すると、新陳代謝が活発になり、肌を美しく保つという点では美容に、骨や歯の再石灰化を促進するという点で健康に役立ちます。よく噛むと少ない食事量で血糖値が上がって満腹感を得られますから、ダイエットにも効果的です。

このように、唾液は天然の薬やサプリメントのような働きをする、縁の下の力持ち。

唾液は噛むことで分泌量が増えますから、やはり、ひと口30回を目標に、噛む習慣を身につけたいところです。ただ噛むだけで天然のサプリメントの恩恵を毎食受けられるのですから、やらないほうが損ですよね。

自分の歯を残して、ピンピンコロリ

ここまで、口の中の環境と全身の健康について述べてきました。

多くの方は人生の終末期に寝たきりになることを望んではいないはずです。命が尽きるその間際まで、自分の足で歩き、食べ、眠るように人生の幕を下ろしたい。健康寿命をまっとうし、ピンピンコロリといわれる生き方を望んでいるのではないでしょうか。

そんなクオリティ・オブ・ライフ（QOL）を可能にするためには、体の代謝に必要な栄養を自力で摂れるよう、自分の歯を残して「噛む力」を失わない生き方を目指すことが何より重要です。

当院で、できるだけ抜歯せずに、最大限歯を残す治療をしているのも、健康な歯で噛む力を100％としたら入れ歯では約30％、インプラントでも約80％程度の咬合力《こうごう》だからです。よく噛めることが、口腔内フローラをよい状態に保ち、虫歯菌や歯周病菌が悪さをしにくい環境もつくり出すのです。

歯科先進国として知られるスウェーデンでは、誤嚥《ごえん》性肺炎や寝たきりの方は少数です。それは、人生の末期に食欲が衰えるのは自然なこととして、胃ろうなどの延命措置をとらない社会的な背景も関連していますが、やはり、予防に重点を置いた歯科との付き合い方にも、人生を最後まで自分らしく生きられる理由があると私は思っています。

日本の平均寿命は男女平均で84・2歳、スウェーデンは男女平均82・4歳（2018年、WHO調査）と大差はありませんが、介護施設の高齢者の寝たきり率は日本が約33・8％、スウェーデンが4・2％との報道もあります。現在日本には約200万人もの寝たきり老人がいるといわれていますが（「厚生白書」推計）、スウェーデンでは92年に福祉制度の改革で、ケア付き住宅や個室付きホームの拡充をはかり、高齢者が家族や地域コミュニティの中で生きやすい仕組みを整えたことが功を奏したのでしょう。

各自治体ごとに高齢者のためのさまざまな組織がエクササイズやウォーキングなどの運動をする機会を積極的に提供していますし、75歳以上の高齢者を訪問する「ヘルスケアオーガニゼーション」という組織が食事や運動などの指導をし、日頃の生活の中で健康寿命を延ばすための活動をしているのです。

高齢者のクオリティ・オブ・ライフという点で、日本はスウェーデンに大きな差をつけられてしまっているのではないでしょうか。そのわかれ道は、1960年代にスウェーデンが下した「**口腔衛生を重視した予防歯科への大転換**」にあったと私は考えています。

その頃までは、日本にもスウェーデンにも、虫歯などで乳歯がボロボロになった〝みそっ歯〟の子どもが普通にいました。歯科の分野から見て、両国間に大きな差はなかったのです。

ところが、さまざまな研究によって、人間の健康を向上させるために重要なのは口腔衛生であることがわかってくると、スウェーデンは国策として予防歯科に重点を置く政策を徹底しました。その当時のお年寄りには少しかわいそうでしたが、これから国を支える若い世代を中心に、ほぼ医療費のかからない形で、毎日自宅で行うブラッシングの指導と定期的な歯科検診を実現させました。

その結果、スウェーデンでは、成人一人当たりの虫歯の本数が0・1～0・3本という驚異的に低い数字を達成しています。重度歯周病患者もほとんどいません。

一方、ずっと対症療法を続けてきた日本では、成人一人当たりの虫歯の本数が5～6本であることを考えると、大変大きな差がついたといわざるを得ません。1978年に、近代歯周病学の重鎮がスウェーデンから初来日したとき「日本は人も街もスウェーデンに比べて非常に洗練されているのに、口の中は汚い。日本の歯科医は何をやっているのか」と叱責したそうです。

日本では1989年（平成元年）になってようやく、当時の厚生省と日本歯科医師会が「80歳になっても20本以上自分の歯を保とう」という、8020（ハチマルニイマル）運動を開始しました。

そのサイトを見ると「かかりつけの歯科医院を持ち、定期検診に通うと同時に、かかりつけ医でブラッシング指導をしてもらいましょう」といったことが書かれています。しかし日本の現在の保険制度において、歯科医院が一人ひとりに丁寧なブラッシング指導をしていたら大赤字です。ブラッシング指導を十分にしたくてもできない。そのあまりにひどい現状が、私に保険適用外で真に患者さんのためになる歯科治療のかたちを探らせる動機となりました。

そうした中でも、厚生労働省が発表した歯科疾患実態調査（2016年調査）では、8020の達成者が51・2％とありますから、80代以上のおよそ半数は20本以上、天然歯が残っていることになります。

この数字を見て、案外大丈夫なものだと感じたでしょうか。しかし、現状のままでは、歯を20本以上残せるかどうか、その確率は2分の1です。そう考えると、それほど高い数字とも思えませんね。

８０２０達成者は非達成者よりもクオリティ・オブ・ライフを良好に保ち、社会活動意欲があるとの調査結果や、残っている歯の本数が多いほど寿命が長いという調査結果を踏まえ、日本歯科医師会は８０２０運動の次なるステップとして、「８０２０健康長寿社会」の実現に向けて活動をしています。

その中にぜひ、その方に合ったブラッシング指導を誰もが受けられる世の中の実現、という項目を入れていただきたいと切に願っています。それくらい、自分の歯を守るには、ひいては自分の健康を維持していくために、プラークコントロールが大切なのです。

次章では、私が専門とする歯周病について、最新の知見をお伝えしていきましょう。

2章

歯周病を治せば、お口の年齢は30年巻き戻せる

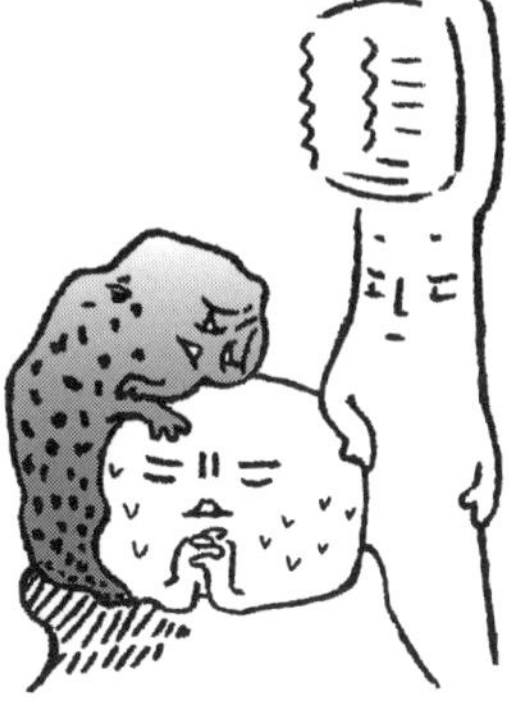

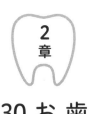

いくつになっても口腔年齢は若返る

私がはじめて歯周病の方の口の中を見て衝撃を受けたのは、大学を卒業したばかりの25歳のときでした。当時はまだ珍しかった日本歯科大学附属病院の歯周病科にくるのは、一般的な歯科医院では対応しきれない重症患者さんばかり。私が最初に受け持った方も、かなり進行した重度歯周病でした。

数々の症例を教科書では写真付きで見ていましたが、実際に目にしたときのショックは相当なものでした。膿《う》んだ歯ぐきはグジュグジュで、黒く変色したトマトの上に、かろうじて歯が刺さっているような状態でした。歯ぐきからは血や膿《うみ》も出ていて、強烈な臭いもします。表現は悪いですが、まるで生ゴミのような臭いです。

その方は40代の男性で、仕事は寿司職人でした。上の歯は3本しか残っておらず、下の歯は何本か抜けてはいましたが10本程度は残っていたように記憶しています。その残っていた歯もかなり歯周病が進行している状態でした。

「なんとかまた自分の歯で嚙めるようになって、味を確かめたい。どうしても、歯を残したくて歯医者を何軒もまわったけど、どこへ行っても『これはもう、全部抜くしかない』といわれてしまって……」

虫歯治療をメインにしている通常の歯科医院では、当然の判断だったと思います。しかし、歯周病専門医の立場から見ると、ときに不可能と思われたことが可能だったりもします。この寿司職人さんのケースでは、歯をすべて残すという治療方針を立て、一般的なケースでは即却下となるブリッジを入れ、歯周補綴《ほてつ》という当時、最新の治療方法を用いて噛み合わせを安定させることにしました。

この治療を成功させるには、ご本人に厳密なブラッシングをしていただき、口腔環境を激変させる必要がありました。診察時に歯ぐきの中を掃除していくらきれいにしても、歯周病菌が繁殖する元となるプラーク（歯垢）は、数時間後にはまたすぐ形成されはじめます。毎日のブラッシングで徹底的にケアしない限り、歯周病は治りません。そのような説明を熱心に伝えて、ご本人にもブラッシングを頑張っていただきました。

すると半年後——人間の体というのは、すごいんですね。よいアプローチには、ちゃんといい反応が返ってきます。どす黒い色の歯ぐきが、引き締まったきれいなピンク色の歯ぐきに変わってきたのです。

もちろん、重度の歯周病によって歯を支える骨がなくなっていましたから、ぶよぶよの歯ぐきが引き締まった分だけ歯ぐきが下がり、歯の根元が露出しているような状態ではありました。しかし、引き締まった歯ぐきがサポーターの役割を果たしてくれるので、歯科のほかの治療科の先生方には絶対に無理だといわれていたブリッジもかけられ、再びしっかり噛めるようになったのです。

グジュグジュに腫れ上がって口臭も強かった歯ぐきが、適切な治療と日頃のケアで、歯ぐきだけを見れば10代の若者と比べても遜色のないところまで、時間を巻き戻すことができました。

正しくアプローチすれば、人は何歳からでも口腔年齢を若返らせることができる。歯科医となって最初に患者さんとともに頑張ったこの成功経験が、今日までの私のベースとなっていることは間違いありません。

歯周病専門医は歯科界の異端児？

本題に入る前に、少しだけ私が歯周病専門医となった背景をご説明させてください。世の中には、アメリカ学派とスカンジナビア学派という二大歯周病学の情報が入り乱れて伝わり、現代ではどれが正しい情報なのかがわかりにくくなってしまっています。

本書の知見はすべて、私が信頼するスカンジナビア学派の研究を元にしています。学術的なバックボーンをお伝えすることで、記述の信憑性をみなさんと共有できたらと思います。

いまでこそ歯周病に対する研究も進み、各大学病院には歯周病科もあるのが当たり前の世の中になりましたが、私が大学を卒業した1988年当時は、そうではありませんでした。無論私も、最初から歯周病の専門医を目指していたわけではありません。

正直に告白すれば、大学在学中は歯周病が治る病気であることも知りませんでしたし、当初は卒業後大学院に残り、学位でも取ろうかなという程度の軽い気持ちでいたのですが、同期の超優秀な学生のトミイ君によって、出鼻をくじかれました。

「今年はトミイ君がいるから、大学院に清水君の場所はないよ。来年以降においで」

担当教授からそういわれてしまっては、諦めるしかありません（笑）。

そんな私を拾って歯周病学の道に導いてくれたのが、日本の歯周病学の第一人者であり、当時は日本歯科大学の助教授をしておられ、近代歯周病学を日本に持ち込んだ岡本浩先生でした。

岡本先生は、１９６０年代に現代歯周病学を確立させたスウェーデンのイエテボリ大学で、海外からの留学生第一号として学んだパイオニアです。歯科先進国スウェーデンでも最先端の研究をしている大学で学んだ近代歯周病学を日本に最初に持ち込んだ方で、**「歯周病は治る」「できるだけ自分の歯を残す」「エビデンスに基づいた治療の重要性」**など、今となんら変わらない歯周病学の基礎は、すべて岡本先生から学びました。

岡本先生の教えは、世界では本流でしたが、当時の日本ではかなり異端でした。なんせ歯周病という名称も考え方もまだ浸透しておらず、歯槽膿漏《しそうのうろう》と呼ばれていた時代。歯槽膿漏は治らないし、加齢とともに歯が失われるのは当たり前と考えられていました。

岡本先生について臨床の現場で学ぶ日々は非常に刺激的で、目からウロコの連続でした。教科書に載っていた歯周病の捉え方、アプローチとはまるで違う。当時の歯周病科には１日１００人くらいの患者さんがきて、そのほとんどを岡本派の医師で診ていました。昼ごはんを食べる時間などないほどの過密状態で、先ほどご紹介した寿司職人さんなど重症患者さんには診療時間を超えてお付き合いいただくこともしばしばありました。

忙しい毎日の中で、手術や再生治療にも携わり、イエテボリ大学のリンデ教授の講演会へ連れて行っていただいたりして、その奥深さにどんどん引き込まれていきました。

医局で働きはじめて3年後、岡本先生と一緒にいったんは奥羽大学へ移り、その後、開業医として自分でクリニックを経営する傍ら、新潟の日本歯科大学歯科理工学講座へ研究生として定期的に通い、歯ブラシについての研究にも6年ほど携わりました。その後、現在の医院の前身で最短1日で治す歯周病治療「ペリオド（PERIOD.）」を考案することになるのですが、それについてはまた後述しましょう。


ともかく、80～90年代の日本で「歯槽膿漏は歯周病という病気で、細菌の感染によって起こる感染症です」といくら叫んでも、なかなか世間には届きませんでした。また、現在のように北欧の文化やインテリアにスポットが当たることのなかった時代ですから、スウェーデンの大学そのものがマイナー中のマイナーで、歯科の主流は誰もがアメリカだと思っていたのです。

いまでも日本に残る「歯周病は噛み合わせが原因だ」という説は、当時のアメリカ学派が唱えていたもので、スウェーデンを筆頭とするスカンジナビア学派はそれを否定する立場です。それが大学内でもさまざまな議論を呼び、諍《いさか》いの原因にもなっていました。

潮目が変わったのは、1976年にリンデ教授がアメリカ歯周病学会に呼ばれて講演を行ったこと。そこで、あらゆる先生から投げかけられる悪意に満ちた疑問や質問、反論をエビデンスベースで論破し、歯周病学の最先端はスカンジナビア学派である、という流れが決定的になったのです。

いまだ日本では随所にアメリカ学派の学説が残って、歯周病の治療を遅らせている側面があることは指摘しておきたいと思います。

歯周病が進行するメカニズム

さて、まずは歯周病を正確に理解しましょう。

歯周病は、細菌による感染症です。歯と歯ぐきの間に付着した細菌の塊、プラークが原因となり、歯周組織（歯槽骨、歯根膜など）をじわじわと壊していきます。

歯周病のはじまりは「**歯肉炎**」で、この段階であれば、後述の〝ごめんブラッシング〟

だけで治すことが可能です。しかし、症状が進むと「**歯周炎**」へと進行します。軽度、中度、重度と重症化するにしたがい、歯を支える骨が影響を受け、次第に歯がぐらぐらと揺れ出し、ひどい場合には自然と歯が抜け落ちてしまいます。つまり、歯肉炎＋骨吸収が歯周炎というわけです。

歯肉炎と歯周炎を総称して、歯周病と呼んでいます。

軽度・中度・重度歯周炎の割合は、おおよそ1対8対1です。このうち、歯を失うリスクがあるのは、重度歯周炎の1割の方たち。中度でも重度寄りの方で1、2本歯を失うケースもありますが、昔のように平均寿命が60歳くらいだったとしたら、この方たちは歯を失う前に人生が終わっていたことでしょう。それくらい、中度と重度では歯を失うリスクの差が大きいということです。

重度まで進行してしまう人は、中度以下の人と比べ、数倍から十数倍のスピードで骨がなくなっていきます。そのため、生きている間に複数からすべての歯を失うことになるのです。この**重度の歯周病の人が、日本には潜在的に約７００万人いる**といわれています（「日本歯科大学 校友会・歯学会 会報」２０１０年）。

では、歯周病が進行していく様子を見ていきましょう。

歯と歯ぐきの境目には、「歯肉溝《しにくこう》」という1～2ミリのすき間があり、歯周病菌はこの歯肉溝から奥へ奥へと潜り込んでいきます。歯肉と歯ぐきは同じ意味です。歯周病菌が歯と歯ぐきの境目から侵入すると、歯ぐきは炎症を起こして赤く腫れ、出血を起こします。これは、異物である歯周病菌を追い出そうとする防御反応です。

本来、歯ぐきが健康なときには歯にぴったりと密着して細菌の侵入を防いでいますが、炎症が深いところまで達すると、この密着が剝がされて、ポケットのような袋状のすき間ができます。**歯と歯ぐきの間の炎症によって深くなった溝、これが「歯周ポケット」**です。

こうしてできた歯周ポケットに汚れが溜まると、細菌の温床であるプラークが増えていきます。深くなった歯周ポケット内部の汚れや石灰化して固着した歯石《しせき》は、歯ブラシだけでは取り除くことができません。そのため、歯垢の中で細菌がますます増殖・活性化し、歯周病の悪化を招くという悪循環に陥ってしまうのです。

歯周病が進行すると、歯周ポケットはどんどん深くなっていきます。一般的には、軽度の歯周病で3～4ミリ、中度の歯周病だと4～6ミリ、重度の歯周病になると6ミリ以上になります。人間の歯の根の長さ（歯根の長さ）は長くても2センチほど。そう考えると、歯周ポケットが6ミリ以上というのがいかに危険な状態かお分かりいただけるでしょう。

健康

・歯と歯ぐきのすき間もなく、歯ぐきは引き締まっている。歯周ポケットの深さの目安1〜2ミリ

歯肉炎

・歯と歯ぐきの境目にプラーク（歯垢）が溜まり、細菌が出す毒素で歯ぐきが慢性の炎症を起こして赤く腫れている。歯周ポケット2〜3ミリ程度。歯肉炎では歯ぐきにのみ炎症を起こし、歯を支える骨には影響していない

軽度歯周炎

・歯ぐきが赤くなって腫れる
・ブラッシングや食事の際に歯と歯ぐきの境目から出血する
・冷たい水がしみることがある

歯周病の進行プロセス

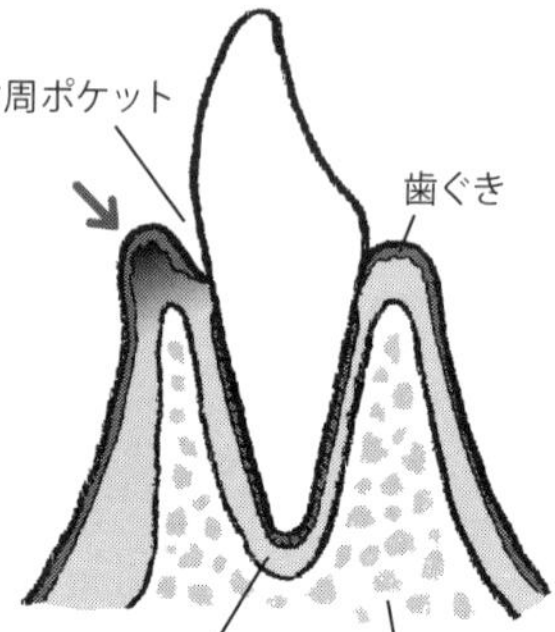

歯肉炎

歯周ポケットの深さは2〜3ミリ程度。
歯ぐきが慢性の炎症を起こして
赤く腫れている。

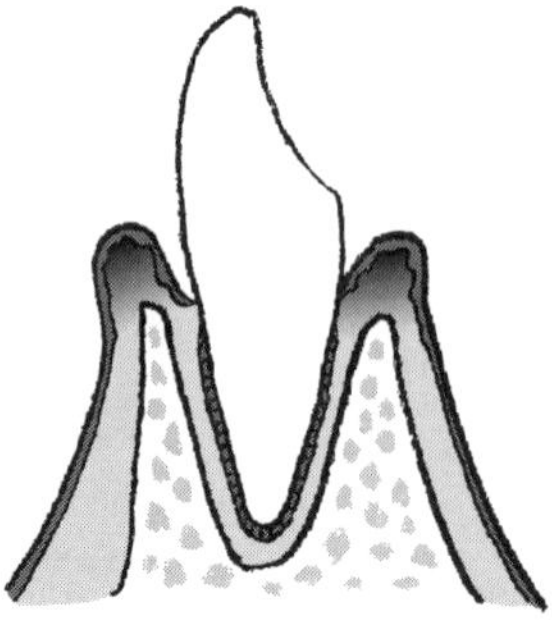

軽度 歯周炎

歯周ポケットの深さは 3〜4ミリ。
歯ぐきが腫れ、ブラッシングや食事の
際に歯と歯ぐきの境目から出血する。

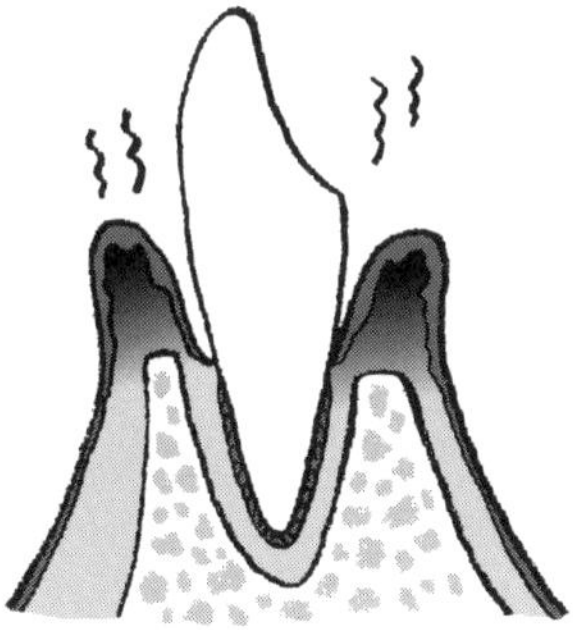

中度
歯周炎

歯周ポケットの深さは4～6ミリ。
歯ぐきがブヨブヨと腫れぼったくなり、
口臭もきつくなる。
歯のぐらつきが増し、歯が長くなった
ように見える。

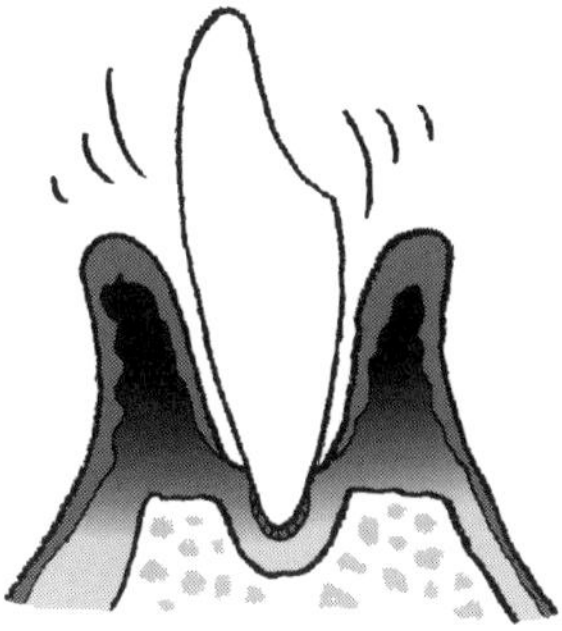

重度
歯周炎

歯周ポケットの深さは６ミリ以上。
歯ぐきが真っ赤に腫れあがり、膿が出て、
何もしなくても出血するようになる。歯
槽骨はかなり破壊されている。歯のぐら
つきがひどくなり、食事にも不自由が出
る。やがて歯が抜け落ちる。

こうなると歯肉炎が進行して、さらに細菌感染が進んだ状態です。軽度歯周炎では歯ぐきの炎症に加え、歯を支える骨が溶かされはじめるのが特徴です。

この段階になると、歯周ポケットも徐々に深くなってきます（3〜4ミリ）。歯周ポケットにプラーク・歯石が溜まりやすくなり、放置しておくと中度・重度の歯周炎へと進行していきます。

中度歯周炎

・歯ぐきの腫れがひどくなりブヨブヨと腫れぼったくなる
・歯ぐきからの出血が増える
・歯周ポケットから膿が出る
・口臭が気になるようになる
・歯ぐきが痩せて、歯が長くなったように見える
・歯が前後・左右にぐらつくようになる
・歯が浮いたような感じがして、固いものを噛むときに違和感・痛みを覚えることがある

軽度歯周炎より、さらに歯槽骨が溶かされた状態です。歯周ポケットはさらに深くなり（4〜6ミリ）、プラーク・歯石がぎっしりと溜まっています。

この状態まで進行すると歯周ポケットの奥まで歯ブラシの毛先が届かないだけでなく、深くなった歯周ポケット内で歯周病菌が爆発的に増えるので、さらに症状が進行していきます。適切な治療を受けずにいると、症状は悪化していく一方です。

重度歯周炎

・歯ぐきが真っ赤に腫れあがり、膿が出る
・何もしなくても歯ぐき（歯周ポケットの奥）から出血するようになる
・歯のぐらつきがひどくなり、食事にも不自由が出る（上下に揺れるようになることもある）
・歯の隙間が目立つようになる
・歯が長くなったように見える
・口臭が強くなる

重度歯周炎では、歯を支えている歯槽骨が大きく溶かされ、歯のぐらつきがひどくなるのが特徴です。

歯周ポケットは非常に深くなり（6ミリ以上）、歯根には多量のプラーク・歯石がつきます。重度歯周炎の状態を放置しておくと、やがて歯が抜け落ちてしまいます。

自分でできる歯周病チェック

ではここで、ご自身の歯ぐきの状態をチェックしてみましょう。

歯周病は骨ではなく歯ぐきの病気なので、歯ぐきに炎症が起きたときは歯周病のサイン。とくに気をつけたい症状は、「歯ぐきが赤く腫れている」、「出血」、「唾液のねばつき」です。これらは、歯周炎にかかる前段階の歯肉炎の症状ですので、見逃してはいけない初期症状といえます。

歯磨きのときの出血であれば吐き出した泡に血が混ざったりして、うがいのときにも気づきます。歯ぐきの腫れ、発赤、歯ぐきの色の変化は鏡でチェックしなければ気づかないこともありますので、毎日の歯磨きのあとに歯ぐきの状態をチェックする習慣を持つようにすることが大切です。

〈歯周病のセルフチェック〉

1　目覚めたとき、口の中がネバネバする。
2　ブラッシングすると出血する。
3　口臭が気になる。
4　歯ぐきに違和感がある。
5　歯ぐきが赤く腫れている。
6　固いものが嚙みづらい。
7　歯が長くなったような気がする。
8　前歯が出っ歯になったり、歯と歯の間にすき間ができ、食べ物が挟まる。

これらの項目にひとつでも当てはまるものがあれば歯周病の可能性が高いので、歯科医院の受診をお勧めします。2、5、6、8に該当した人は、中程度以上に歯周病が進行している可能性が高いといえます。

歯周病は「サイレント・ディジーズ」

歯周病は静かに進行するのが特徴です。

歯周病の初期段階（歯肉炎）では、歯ぐきが少し炎症を起こしていたり、ブラッシングなどの刺激で出血をしたりします。でも、歯ぐきの炎症や色の変化は毎日鏡でチェックしていなければ気づきようがありませんし、出血にしても一時的なものだろうとたいして気に留めない方も多いのではないでしょうか。

こういった状態を放置している間に、じわじわと年月をかけて歯周病は進行し、症状が進んでからようやく気づくというケースが多いのです。初期の自覚のない状態が見過ごされた結果、治療を受けていない潜在的な患者数が膨らむというわけです。

実際、クリニックの患者さんでも、歯周病で強い口臭があるのに自覚症状がまったくなく、同僚から「頼むから歯医者に行ってくれ」と懇願されてしぶしぶクリニックに来た方もいました。口の中を見る限り、出血や歯のぐらつき、歯列のくずれ等、何かしらの自覚症状はあったはずなのですが、自分が歯周病だとは考えたこともなかったそうです。

ほかにも、歯科の定期検診にきちんと通うくらい口腔ケアへの意識は高いのに、「歯周ポケットに4ミリのところがあって、このままだと歯周病になっちゃうから、ちゃんとブラッシングしてくださいね」という医師の言葉はスルーして症状が進み、あとからひどく後悔している方もいらっしゃいました。

つまり「歯ぐきはなんとなく腫れてる気はするけど、そこまでひどくないし、歯周病は自分には関係ない」と思っている方ほど危ないのです。

虫歯が多い人は、歯周病にかからない？

日本人が歯を失う原因は、虫歯と歯周病で全体の約74%を占めます。しかし、同じ歯を失うにしても、性質は正反対。歯周病は歯と一緒に歯を支える骨まで失ってしまいますが、虫歯は歯を失っても骨は残っているので、比較的強い力で噛むことができます。

ここで、改めて両者の違いについても触れておきましょう。

虫歯は好気性菌（=酸素がないと生きていけない菌）によって起こります。

歯周病は嫌気性菌（=酸素があると生きていけない菌）によって起こります。

好気性菌は常に空気に触れている歯の表面を好み、歯の表面にできたプラークの中で繁殖し、糖分をエサにしてつくられた酸が歯を溶かして歯に穴を開けていきます。

一方、歯周ポケットは、プラークによって蓋がされている状態で酸素が少なく、「嫌気性菌」が繁殖しやすい環境です。

歯周ポケットの深さが4〜6ミリになると中度歯周炎といわれますが、6ミリを超えてくると酸素分圧といって、歯周ポケットの中の酸素量がガクンと少なくなり、ますます「嫌気性菌」の住み心地がよくなってしまいます。

歯周病の細菌はおよそ直径1マイクロメートルほどで、1マイクロメートルは1000分の1ミリですから、歯周ポケットの深さ6ミリを人間の感覚に換算すると6000メートルくらいになります。山でたとえれば、北米最高峰の山であるマッキンリー（デナリに改称。標高6190メートル）に相当しますね。

歯周ポケットの中で、酸素ボンベなしでは歩くのもやっとの「デスゾーン（死の地帯）」が形成されていると考えると、いかに嫌気性菌の好む環境であるかが想像できるでしょう。

虫歯と歯周病の原因となる菌は、敵対関係にあるといってもいいほど性質が違います。中には、虫歯でかつ歯周病にもかかってしまう人もいるのですが、虫歯のひどい人は虫歯菌の繁殖しやすい環境に、歯周病の人は歯周病菌の好む口腔環境になりやすい傾向があり、どちらか一方が活躍している間はもう一方はなりを潜めて待っている、という関係にあるのです。

そうなると、「自分は虫歯知らずで、歯だけは丈夫なんだ」という考えが誤りであることがおわかりいただけるでしょう。

「**虫歯にならない人ほど、歯周病に注意！**」。これが、正しい考え方です。

しかし、悩ましいことに、歯が丈夫だと思っている人ほどケアをおろそかにしがちで、また、定期検診を受ける習慣を持たない人も多いため、静かに進行していく歯周病に気づかず、重症化させてしまうケースが多く見受けられます。

これとは反対に、**歯周病の治療後は、虫歯にとくに注意が必要**です。

なぜなら歯周病の治療をすると歯ぐきが下がり、歯の根っこが露出します。歯は体の中でいちばん硬い組織ですが、じつは、硬いのは歯の表面の見えている、エナメル質のところだけです。根っこの表面はセメント質といって、硬さでいえばエナメル質の半分程度しかありません。

歯周病を治すことは、歯周病菌を退治することとイコールです。歯周病菌の少なくなった口の中では、虫歯菌が大いに羽を伸ばし、活躍するようになります。歯周病治療によって露出した歯の根っこは虫歯菌に弱いため、虫歯のリスクがグンと高まってしまうのです。

こうした両者の関係を知っておくと、日頃のケアのポイントを絞ることができ、さらに効果的な予防ケアを行えるようになっていきます。

誤解をとく【1】——抗生物質では治せません

歯周病は細菌による感染症だと繰り返しお伝えしてきました。一般的に、細菌に効く薬といえばまっさきに抗生物質が思い浮かぶでしょう。日本では歯周病治療にジスロマックなどの抗生物質を処方する歯科医が多くいます。

しかし、ここではっきりと否定しますが、ごく一部の例外を除き、**歯周病治療に抗生物質は効きません。**

歯周病の原因はプラークに潜んでいる細菌です。これらの**細菌はお互いに結びついて、表面にバリアともいえる強固な膜を形成している**ため、抗生物質を飲んだところで細菌まで届かないのです。

細菌を除去したかったら、まずプラークを物理的に破壊しなければなりません。じつは、台所やお風呂の排水溝にできる「ヌメリ」も同じようなものですが、洗剤をかけるだけでなく、ブラシでゴシゴシこすらなければ除去できません。それと同じで、口腔内のプラークも、ブラッシングや歯科医院で行うクリーニングやスケーリング（歯石をとる治療）などの処置で直接、破壊する必要があるのです。

仮に、抗生物質でプラークを破壊しようと思ったら、風邪をひいたときに一般的に処方される抗生物質の500倍の量を飲まなくてはならないという研究報告もあります。お風呂のカビ掃除の洗剤と同程度の濃度です。でも当然、そんなに飲んだら腎不全で命を落とします。カビキラーをお口にまくなんてできませんよね（笑）。

ただし、歯周病の原因となる細菌のうち、スピロヘータというドリルのように螺旋《らせん》状に回転する性質を持つ細菌や、歯の表面の上皮を溶かすポルフィロモナス・ジンジバリス、Aa菌には組織侵入性があります。この場合に限っては、血液によって運ばれた抗生物質が組織内の細菌に対して効力を発揮します。基本的には上皮がある限り、ほとんどの細菌は組織内に侵入することができません。

後述する、Aa菌が関与する侵襲性歯周炎（若年性歯周炎）に限っては抗生物質の併用も有効である、というのが結論です。

歯周病は日和見《ひよりみ》感染で、歯周病の細菌はとてもマイナーな細菌なので、口腔内フローラのバランスがとれていれば口の中にいる無害な細菌たちに抑えられていて、活動ができません。ところが、抗生物質を乱用すると、悪い細菌も悪さをする細菌を抑えている細菌も、十把《じっぱ》一絡《ひとから》げでやっつけられてしまいます。

歯周病の細菌は酸素を嫌う嫌気性菌で、代表的な抗生物質であるペニシリンなどとは違う系列のものが効く細菌です（正確には、ペニシリンでも一部効きますが、有効とはいえない）。それなのに抗生物質を飲んでしまうと、無害な細菌までかなり叩かれてしまいます。そうなると、今まで歯周病菌を押さえつけていた細菌がいなくなるので、チャンス到来。結果、そこで日和見感染が起こります。

しかし、安心してください。健康な人では日和見感染は一時的なものですから、抗生物質を飲むのをやめれば元の状態に戻るのが本来の姿です。長期にわたって抗生物質を飲み続け、ブラッシングをおこたったりしなければ、一時的な歯ぐきの炎症で終わることがほとんどです。

誤解をとく【2】——噛み合わせで歯周病は起こりません

1960年代頃から、アメリカ学派の影響で「噛み合わせによって歯周病が起こる」という考え方が広がりました。65年にはすでに歯周病は細菌による感染症であることが明確になっていたにもかかわらずです。現在では、噛み合わせで歯周病は起こらないと、はっきり断言できます。

なぜこのような誤解が生じたかといえば、噛み合わせが原因の適応性変化で、出っ歯になったり、歯が倒れてくることがありますが、歯周病が進行して歯の揺れが強くなると同様の症状が見られるからです。

しかし、**噛み合わせが原因で歯が適応性変化を起こしている患者さんに歯周病の治療を施すと、本来は元に戻ったはずの骨が戻らなくなる**、という事態に陥ります。当事者の方は大きな不利益をこうむることになるのですが、私が国家試験を受けた80年代後半でも噛み合わせによる咬合性外傷は歯周病の原因であるとされていましたし、一部にいまだこうした考え方をしている不勉強な歯科医もいます。

歯と骨の間には平均0・25ミリの幅があり、その幅の間でわずかに歯は揺れています。そこに咬合性外傷が加わり、もし歯の揺れが大きくならなければ、どうなってしまうでしょうか？　物を噛む力は非常に強いので、歯を支える歯槽骨は骨折してしまいます。

そうならないよう、人間の体は適応性変化で、自分で歯を支える歯槽骨の硬いカルシウムを逃がし、柔らかいコラーゲンだけを残します。コラーゲンは柔らかいので、歯がぶつかっても壊れることがありません。

この状態でレントゲン写真を撮ると、骨がなくなったように見えるため「あなたは歯周病です」と誤診されやすいのです。そして必要もないのにスケーリングで歯石をガリガリと取られ、最悪なのは、そのとき一緒に歯ぐきに残っていたコラーゲンまで取ってしまうことです。

この場合、噛み合わせの治療を行って咬合性外傷が除去されると、歯ぐきにコラーゲンが残っていれば、逃げていたカルシウムが戻ってきて骨が再生し、歯の揺れは正常になり、元どおりに戻ります。しかし、スケーリングでコラーゲンまで取り去ってしまっては、もう戻せません。咬合性外傷で歯周病が生じるのは、そこにプラークが存在するときだけなのです。咬合性外傷だけで歯周病は生じません。

豊富な知識を持つ歯医者さんをどう見極めるかはとても難しいと思いますが、場当たり的な対処法ではなく、定期検診のデータの蓄積に基づいて治療方針を立てる歯科医院を見つけることが肝心です。

誤解をとく【3】
――歯周ポケットが深くても、出血がなければ歯周病ではありません

歯周病は細菌によって引き起こされる感染症である。これは、明確な事実としてわかっているので、歯周病に関しては基本的に、この事実以外のことを考える必要はありません。

たとえば、深さ5ミリで、重度歯周炎の一歩手前の歯周ポケットがあったとします。歯周ポケットの深さをチェックするときは、プローブという細い器具を歯と歯ぐきのすき間

に差し込みますが、このとき出血がみられなければ、その部位に対して歯周病の治療をする必要はありません。

これは「ブリーディング・オン・プロービング（ＢｏＰ）」という指標に基づいた考え方です。

歯周病は歯ぐきに起こる炎症で、炎症のある場所を刺激すれば出血が起こります。つまり、出血がない場所に対しては炎症もないと判断でき、何もする必要はないんです。それなのに、**歯周ポケットが5ミリだからと歯ぐきの中をガリガリと掃除すると、それが原因で組織が傷ついて骨が溶け出して歯ぐきが下がる**など、健康と見た目を損なってしまうこともあります。

本書でも目安として歯周ポケットの深さと歯周病の進行の度合いを示してはいますが、そこだけを歯周病の基準としてしまうのが、日本の歯周病治療の大きな誤りです。

深さ2ミリで出血のある歯周ポケットと、深さ4ミリで出血のない歯周ポケットがあったとしたら、前者は歯周病ですが、後者は歯周病ではないと判断します。歯周病が全くない健全な状態では歯肉溝の深さは1〜2ミリですが、歯周病治療後にはポケットの深さが4〜5ミリ程度残存することがあるので、ＢｏＰの評価が重要になります。

同様に、歯周病が進んで骨が溶かされていくと歯を支えることができず、歯が揺れはじめます。歯の揺れも歯周病と判断するひとつの目安であるため、歯科検診の際には、歯周ポケットの深さと一緒に揺れもチェックします。

しかし、揺れがある＝歯周病、ではありません。**揺れていても歯ぐきに炎症がなく、噛むのに支障がない、痛くない、ということであれば体がその環境にしっかり適応して活動できているので**、無理にいじる必要はありません。

健康な状態のものをいじれば、それはオーバートリートメントといって、やりすぎです。人間の体の適応能力を治療のファクターとして考慮しなければいけません。

侵襲性歯周炎（若年性歯周炎）について

一般的に歯周病と呼ばれているのは「慢性歯周炎」（成人性歯周炎）というもので、歯肉炎が発症してから重症化して歯が抜け落ちるまでに15～30年ほど（長期間）かかります。

これに対し、2～10年ほど（短期間）で急速に症状が進行する「侵襲性歯周炎」があります。

侵襲性歯周炎は若年層で発症するケースが多く、かつては若年性歯周炎とも呼ばれていました。割合としては全人口の1％と少ないですが、重症化しやすいのが特徴で、6歳くらいで歯周病にかかり若いうちにすべての歯を失ってしまうことも珍しくありません。

抗原抗体反応といいますが、人間の体は体内にばい菌が侵入してくると抗体をつくり、2回目に同じばい菌が入ってきても病気にかからずに済みます。この抗体をつくる能力が低い方、あるいは、遺伝的に歯周病になりやすい方に侵襲性歯周炎が多くみられます。

現在、かなり研究が進んできていて、**TNF-αやインターロイキン-1などの遺伝子多型だと歯周病になりやすい**ことがわかっています。

中年以降で重度慢性歯周炎にかかる方のおよそ半数、若年性の方たちの大半は細菌に加えて遺伝も関係しているのではないかと考えられています。

一方で、まったく歯を磨かなくても歯周病にならない人が、15％くらいいるといわれています。無論、歯磨きをしなければ虫歯にはなるかもしれないですし、口臭も出てきます。

歯磨きをしても歯周病になる人と、磨かなくても歯周病とは無縁の人との差は、遺伝的な要因や有効抗体価の違いです。有効抗体価というのは、ここまで抗体ができてくれば、もう病気にはならないですよというラインです。

一般的に生後6カ月頃から乳歯が生えはじめ、6歳前後で歯の生え変わりがはじまり、12歳頃にはすべての歯が永久歯になります。歯が生えたときから口腔内には虫歯と歯周病の細菌がいて、それにさらされることによって、抗体価は速やかに上がっていきます。

6歳になる前くらいに抗体価が十分な価に到達するので、多くの人は永久歯に影響を受けません。ところが、遺伝的に抗体価上昇の遅い人がいるのです。

もし、6歳になる頃までに抗体価が上がりきっていないと、生え変わった永久歯が歯周病菌の影響を受けます。12歳の段階でも抗体価が上がりきらないタイプの子は、永久歯のほぼすべてが歯周病菌の影響を受けてしまいます。本人的にも、歯の揺れを感じるなどの自覚症状をともなっているはずです。

一般的な歯周病は口臭をともないますが、侵襲性歯周炎を引き起こすAa菌は歯垢形成が少なく口臭も少ないことから、「**きれいな歯周病**」とも呼ばれています。ですが、汚れや口臭は少ないものの、骨がものすごいスピードでなくなっていく怖さがあります。

この細菌が持つある種の毒素は、白血球に認識されないような能力を備えているため、炎症が起きづらいのです。歯ぐきの腫れや出血がないので、なかなか気づきにくいという怖さがあります。

この病気の進行速度や重症度には個人差が大きく、中程度の症状の人たちは約半分の歯に影響を受けます。あまり自覚がないまま中高年以降に慢性歯周炎に移行していき、重症化するケースも多く見られます。

侵襲性歯周炎の対処は、小さな頃からの定期検診です。たとえば、両親双方あるいはどちらか一方に重度歯周炎がある場合、徹底したプラークコントロールを行う。永久歯が生えてきている周りにちょっとだけ骨がなくなる、といった小さな兆候を見逃さず、予防・早期治療をすることが大切です。

ただし、侵襲性歯周炎の知識を持たない歯科医も多いうえ、正確な診断にはレントゲン写真を撮る必要がありますので、学校で行われる定期検診では、まず見つかりません。

両親の片方、あるいは両方が重度歯周炎の場合、遺伝的な要因で、子どもも侵襲性歯周炎、もしくは慢性歯周炎になる可能性が十分にあります。その事実を歯科医にも伝え、小さな頃からかかりつけのクリニックに定期的に通うことが肝心です。

家族内集積性といって歯周病にかかりやすい家系というのは明確に存在しますので、お正月など親戚が多く集まる機会に一度、重度歯周炎の方がいないか確認してみるのをお勧めします。両親が若い世代の場合、まだ歯周病が重症化していないこともありますので、祖父母の既往歴を把握しておくとよいでしょう。

全身に悪さをする歯周病の潰瘍は、胃潰瘍よりもタチが悪い!?

前章で歯と健康長寿の深いつながりについてお伝えしましたが、とりわけ歯周病を放置しておいてはならない理由は、糖尿病や心臓疾患、脳血管疾患など、全身の病気と深くかかわっているからです。

たとえば致命的な心臓発作を起こす人には重度歯周炎の人がとても多く、歯周病でない人と比べると、発症率は2・5倍も高くなります。心疾患は日本人の死因第2位であることを考えても、他人事ではありません。肺炎、早産などの原因となることも、近年さまざまな研究で明らかになってきました。

どうして歯周病が？　と思われるかもしれません。それは、気道や血管を介して肺や心臓に入り込んだ歯周病菌がさまざまな疾患を引き起こすからです。

歯周病が進行すると、**歯周ポケットに歯周病菌が繁殖して潰瘍《かいよう》ができます**。潰瘍というのは上皮に穴が開いている状態ですから、そこから細菌が入り込み、血流に乗って全身をめぐります。体内に入った歯周病菌は、心筋梗塞や狭心症の原因となるアテローム性動脈硬化症による高血圧の発症に関与したり、歯周病の炎症で発生したサイトカインはインシュリンの働きを悪くするため、糖尿病患者の血糖値のコントロールを難しくしたりします。

歯ぐきに開いた穴なんてどうせ数ミリ程度の口内炎で、たいしたことないだろうと思いますか?

でも、これが胃潰瘍だったら、どうでしょう。内科の先生によると、胃潰瘍の大きさは直径1センチ程度ですが、胃カメラでも飲んで「胃潰瘍が3つ見つかりました」と医師に告げられたら、「これはマズイぞ」とかなり危機感を抱くのではないでしょうか。

歯周病の場合、重症化のはじまりで歯周ポケットの深さは6ミリと仮定して、28本すべての歯が残っていると、大まかにいって、なんと手のひら大にもなります。つまり、胃潰瘍数個とは比べものにならない大きな穴が歯ぐきの中に開いていて、しかもその場所は歯周病菌を含む細菌だらけという最悪の環境になっているわけです。

歯周病を放置すると、本来はかからなかったかもしれない病気にかかるリスクを高めます。仮に歯周病によって歯を失うことが生涯なかったとしても、誘発する病気で寿命を縮めることにもなりかねません。

歯周病と関連の深い病気には、次のようなものが挙げられます。

・糖尿病（3～4・2倍）
・心臓疾患（心臓発作2・5倍、心筋梗塞1・9倍）
・妊娠トラブル（早産2・27倍、低出生体重児2・83倍）
・脳血管疾患（脳梗塞2・8倍）
・誤嚥性肺炎（1・74～4・5倍）
・腎炎
・関節炎・関節リウマチ
・骨粗しょう症
・ピロリ菌感染胃疾患

※（ ）内の数字は、歯周病でない人と比べた場合の発症率を表しています。

歯周病とさまざまな全身疾患

歯周病が進行すると口腔内に限らず、血液を介して各臓器に歯周病菌が運ばれ、全身疾患を引き起こすリスクがあります。最近の研究では、歯周病と糖尿病がお互いを悪化させること、動脈硬化を誘発し心臓疾患や脳梗塞の発生リスクが高まること、妊娠中の女性には早産や低出生体重児のリスクが高まることなどが明らかになってきています。

・誤嚥性肺炎

誤嚥《ごえん》によって歯周病菌が気管に入り込んで肺にまで到達すると、肺炎（誤嚥性肺炎）のリスクが高まります。

食べ物や飲み物を飲み込んだとき、食道ではなく気道に入ってしまうことを誤嚥といい、このとき、口腔内の細菌も一緒に気道に入り込み、そこから肺へと到達し、菌が増殖することで起こる肺炎を誤嚥性肺炎といいます。

とくに、食べ物と細菌が同時に入り込むと重症化することがわかっています。肺炎は日

歯周病と全身疾患の関係

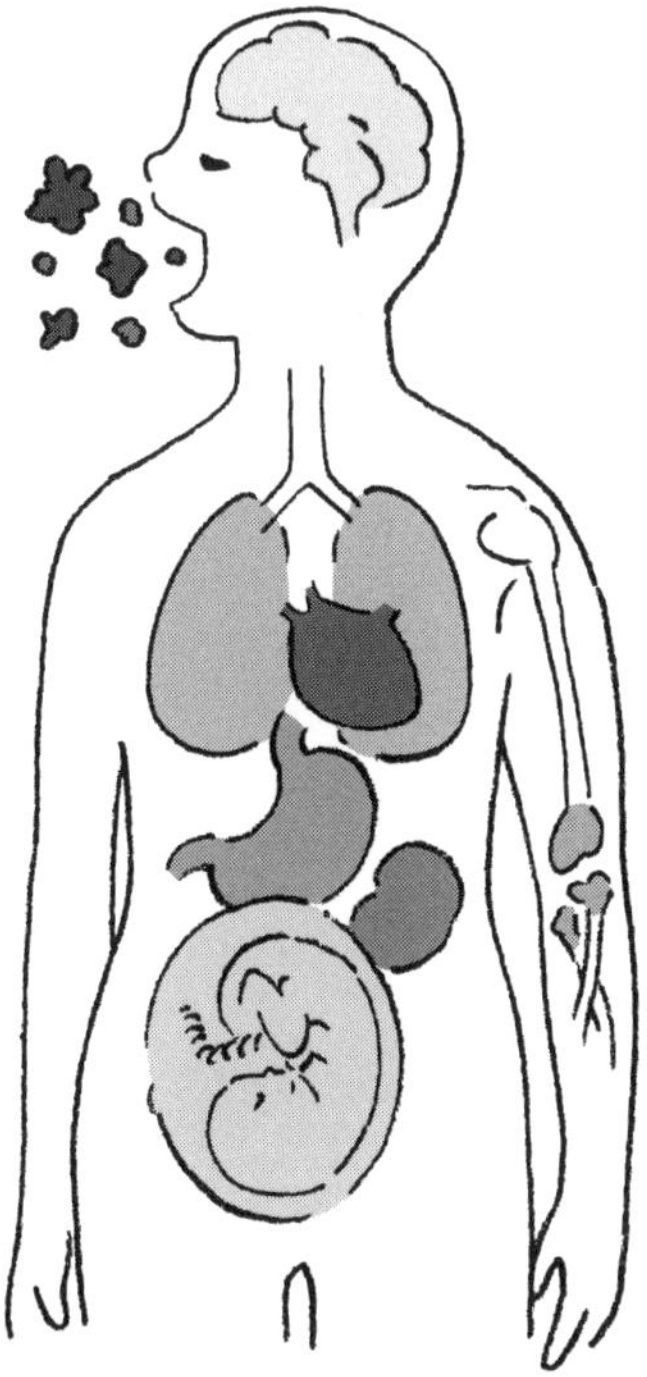

心臓疾患

歯周病により歯ぐきから血管内に細菌が侵入して心臓に運ばれると、感染性心内膜炎をはじめとする心臓疾患を引き起こすリスクが高まる

脳血管疾患

歯周病菌が血流にのって全身をめぐると、脳梗塞の原因となる動脈硬化や動脈硬化による高血圧で血栓を形成する可能性が高まる

誤嚥性肺炎

誤嚥によって歯周病菌が気管に入り込んで肺に到達すると、肺炎を起こすリスクが高まる

骨粗しょう症

歯槽骨がもろくなるため、歯周病の進行が早くなる

妊娠トラブル

歯周病の妊婦さんは早産・低出生体重児の確率が2〜3倍になる

腎炎

血液中に侵入した歯周病菌がきっかけとなり、腎臓病を悪化させる

関節リウマチ

歯周病菌がつくり出す炎症性物質によって関節リウマチが発症・進行したりすることがある

糖尿病

糖尿病にかかっている人は歯周病にかかるリスクが高く、歯周病に感染すると糖尿病は悪化しやすい

本人の死因3位です。

口腔内の状況と誤嚥性肺炎の関係も、近年、多く取り上げられています。『ランセット』という、医療領域における『ネイチャー』のような雑誌に、**口腔内をきれいにすることで誤嚥性肺炎による死者は半分以上減る**、という日本人の先生の論文が掲載されました。

歯周病菌は誤嚥性肺炎を引き起こす直接的な原因菌のひとつです。肺炎球菌などによるのは一般的な肺炎ですが、誤嚥性ということに関しては、歯周病の細菌が非常に大きく関与しています。誤嚥性肺炎の部分から検出される細菌の上位4つくらいは、歯周病菌をはじめとする口腔内細菌が占めているのです。

口腔内の清掃状態が悪いと、それが気道に入り込んで誤嚥性肺炎を引き起こしたときに重症化しやすく、最悪の場合には死につながってしまいます。

・糖尿病

糖尿病にかかっている人は、糖尿病による細菌感染に対する抵抗力の減少や末梢循環障害により、歯ぐきの傷が治りにくいなどの理由から感染しやすくなり、歯周病にかかるリスクが高くなるといわれています。一方、歯周病に感染すると炎症で発生したサイトカインがインシュリンの働きを悪くするため、糖尿病を悪化させてしまうことがわかっています。

歯周病治療を行うことで血糖値のコントロールが容易になり、その結果、糖尿病の指標であるＨｂＡ１ｃ（糖化ヘモグロビン）が最大１％減少し、手足の切断が40％以上予防され、脳卒中・心筋梗塞が10％強予防されるという論文も発表されています。

・妊娠トラブル

妊娠に関してはタバコの害もよく知られていますが、じつは、タバコより歯周病のほうがより影響が大きいといわれています。歯周病にかかっている妊婦さんは、そうでない人に比べて**早産・低出生体重児の確率が2〜3倍になる**というデータがあります。

通常、赤ちゃんのいる子宮は羊水で満たされ、胎盤がフィルターの役割を果たしていて無菌状態です。ところが、切迫流産で破水した羊水を調べてみると、口腔内の細菌がかなり見られるといいます。歯周病菌に限っていえば、そのうちの約３割の妊婦さんから見つかったという報告もあります。

それから、歯周病菌の炎症を引き起こす物質には、平滑筋や随意筋という筋肉を収縮させる働きがあります。子宮は平滑筋でできていますから、妊婦さんが重度の歯周病にかかっていると、常に子宮が収縮する力が働いてしまいます。つまり、弱い力ではありますがずっと胎児を押し出す力が加わり続けてしまい、結果、妊娠期間が短く、早産に結びついて新生児が低体重になりやすくなります。

妊娠中はつわりの影響でブラッシングがしづらくなる傾向があり、それによって歯周病の細菌が増えてしまうこともあるので注意が必要です。

・脳血管疾患

脳梗塞の患者は歯周病菌に感染している割合が高いことが明らかになっています。これは、血流に乗って歯周病菌が全身をめぐることで、脳梗塞の原因となる動脈硬化や動脈硬化による高血圧で血管が傷つき、血栓を形成する可能性があるからだと考えられています。

また、脳血管疾患の一種である認知症についても、アルツハイマー型認知症で亡くなった方の脳から歯周病菌の中でもとくに悪質な細菌が検出されていて、アルツハイマー型認知症以外の人からはまったく検出されなかったという報告もあります。

・**心臓疾患**

歯周病と関連性が高いとされている心疾患としては、「感染性心内膜炎」、「アテローム性動脈硬化症」、「虚血性心疾患」の3つが挙げられます。

心疾患の直接的な原因になるわけではありませんが、動脈硬化を起こした血管の中の動脈硬化の病巣を調べると、歯周病菌が見つかるというケースが、アメリカでも日本でも相次いで報告されています。

歯周病と心疾患の因果関係は、今後の研究でもっと明らかになっていくでしょう。さまざまな病気は単一の原因で起こるのではなく、複数の原因が相互に関係して発病するものです。心疾患の場合、歯周病がその「複数要因のひとつ」であることは間違いありません。

・**関節リウマチ**

関節リウマチは自己免疫疾患のひとつで、日本には慢性関節リウマチの患者さんが70万人もいるそうです。

歯周病の細菌がつくり出す毒素（炎症性物質）によって関節リウマチが発症・進行したり、症状が悪化することがわかっています。関節リウマチを患っている人のひざ関節液からは、そうでない人と比べると、何倍もの歯周病菌が検出されているとする報告もあります。

・骨粗しょう症

骨粗しょう症とは、骨の密度が低下してもろくなり、わずかな衝撃で折れてしまう病気ですが、患者さんのおよそ75％は女性です。閉経後の女性は骨代謝にかかわるホルモンのエストロゲン分泌の低下により発症しやすく、そうすると全身の骨のみならず、歯を支える歯槽骨ももろくなります。

・腎炎（腎臓病）

腎炎にはさまざまな種類がありますが、腎臓の糸球体が血液から余分な塩分や老廃物を取り除く、ろ過機能を果たせなくなる病気です。糸球体腎炎の原因となる黄色ブドウ球菌や連鎖球菌の多くは、歯周病菌など口腔内に多く存在することが知られています。

また、腎臓は骨の材料となるカルシウムの吸収を助けるビタミンDを活性化しているため、腎臓が悪いと、歯周病が重症化しやすくなります。

〝デンタルＩＱ〟が低い国の保険制度

ここまでご紹介したように、歯周病と全身疾患の関係はさまざまな研究が進んでいますが、まだまだ一般には浸透していません。これだけの情報が溢れかえる世の中で、残念ながら、歯周病大国日本はまだまだ〝デンタルＩＱ〟が低いといわざるを得ません。

歯科先進国のスウェーデンには、重度歯周病の人はあまりいません。それは、症状が出てから治療を施す対症療法の日本とは異なり、虫歯をつくらない、歯周病にならない予防医療に重点を置いた結果です。

虫歯も歯周病も、プラークで繁殖した細菌が原因ですから、プラークを毎日のブラッシングできちんと落とすことができていれば、虫歯と歯周病になる可能性をかなり低くできるわけです。その上で、歯科の定期検診に通い、日頃のブラッシングだけでは行き届かないところのケアをプロの手でしてもらう。

この2本柱こそ口腔ケアの基本です。車の両輪と一緒で、どちらが欠けても安定した状態を保つことはできません。

歯周病は感染症であり、生活習慣病ですから、誤解を恐れずにいわせていただくと、ズボラな人ほど歯周病が重症化する可能性が高い。ササッと1分くらい歯ブラシを動かして歯磨きをした気になっていたり、飲んで帰ってきたら歯を磨くのが面倒でそのまま寝てしまう。そんな生活習慣がプラークを厚くしていき、やがては歯周病へと進行してしまうのです。

日本が歯周病大国になった背景には、ブラッシングの重要性や適切なブラッシングのやり方が広く浸透していないことが挙げられます。歯ブラシや歯磨き粉など、性能のいいものの開発には熱心で、ユーザー側も高性能のものを使っていることで安心しているのかもしれません。しかし、どれだけ高機能な歯ブラシでも、それを使いこなすためのベースとなる知識と技術がなければ意味がありません。

いろんな情報が溢れているからこそ、エビデンスに基づいた確実性のある情報を発信するのが、私の務めでもあると思っています。

エビデンスに基づいた治療をすれば、歯周病は必ず治ります。エビデンスは誰がやっても同じ結果が出るということですから、治らないほうがおかしい。それなのに、日本には

「何年、歯医者に通っても歯周病が治らない」という人が大勢いるのはなぜでしょうか。

日本の歯医者さんたちは大変忙しく、歯科のさまざまな分野をまんべんなく勉強するのが難しいということが、まずあります。そして、虫歯を削ったり、歯に銀歯などを被せる補綴《ほてつ》治療を行ったりしていたほうが、短時間で多く収入を得ることができる、という理由も大きいでしょう。はっきりいえば、エビデンスに基づいた歯周病の治療は時間ばかりかかってしまい、お金にならないのです。

日本の保険制度は出来高払いで、治療の回数を増やさないと歯科医院の経営が成り立たない構造になっています。国からの「まとめて治療してもいいよ」という指針はあっても、それを間に受けて申請すると、「どうしてこんなに保険の点数が多いの？　取りすぎじゃない？」と突き返されてしまいます。

具体的には、月の保険点数がある一定以上になったら、国は認めてくれません。どの歯医者もそういった事情はわかっていますから、一気に治療を進めずに細切れで行って、月の保険点数を突き返されない程度に調整します。週1回とか10日に1回、30分といったように細かく分けて、数カ月かけて治療を行っていくことになります。患者さんからしたら何度も何度も通わないといけないわけです。

みじん切りでもやるべきことを適切に行えば、歯周病は治ります。しかし、ここで大きな問題なのが、治療の両輪である正しいブラッシング法を歯科医が懇切丁寧に指導したいと思っても、ほとんど保険点数にならないことです。儲けがないということは持ち出しであり、経営的にいえば赤字です。

私どもの診療室では、理想的な口腔内を築き、保つためにエビデンスに基づいた治療と適切なブラッシングは絶対にはずせないと考えているので、歯ブラシ指導だけで1回1時間かけています。その方に合ったブラッシングの方法論をお伝えするのにはそれくらい時間がかかります。

それだけの時間を割けるのは、保険外治療でブラッシング指導にもフィーをいただく形をとっているからです。これが保険診療をしている一般的なクリニックの場合を考えると、椅子1席を1時間占有し、指導のために歯科衛生士1人がかかりきりになって、診療報酬が1000円くらいでしょうか。これでは完全に赤字です。

一般企業では赤字の大きいところからまず切っていくように、歯科医院も保険点数にならない指導を切らざるを得ない。現行の日本の保険制度では、多くの良心的な歯科医師が相当なジレンマを抱えていると思います。今後、ブラッシングをはじめとする予防医学に対しても法制度が整うことを願ってやみません。

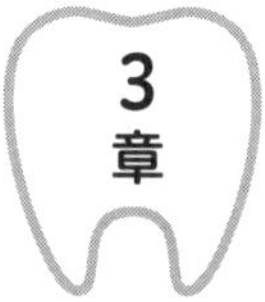
3章

新たな現代病・インプラント周囲炎

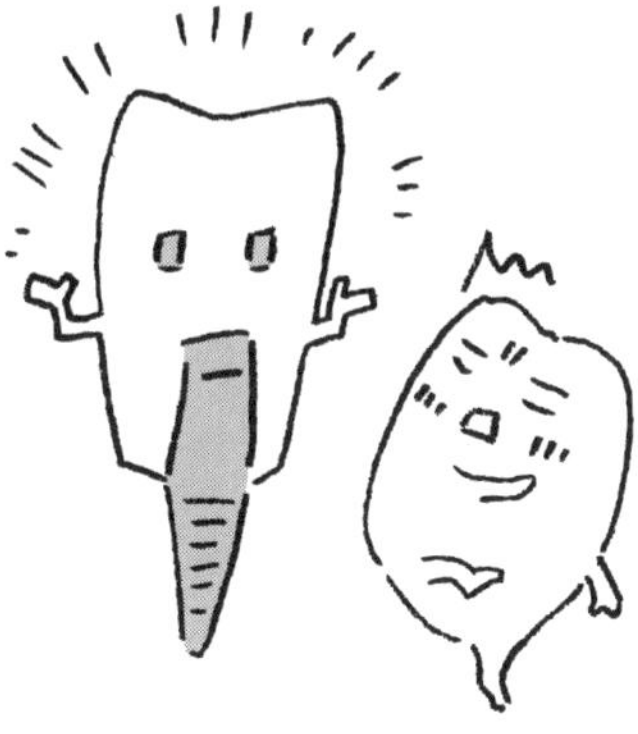

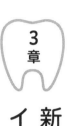

インプラントにしたのに骨がなくなっていく……

インプラント治療には常に賛否がつきまといますが、私個人の見解として、インプラントはとてもいい治療だと思っています。インプラント治療では、チタン製の人工歯根を顎の骨に埋め込み、その上部にセラミックなどでできた人工歯冠（クラウン）を装着することで噛む機能を回復させます。

当院では患者さん自身の歯を最大限残す方針で、治療プランを立てていますが、すでに歯を失ってしまっていたり、どうやっても残せなかった部分への第一選択としてインプラントを取り入れています。

昔は、歯がなくなったらブリッジか入れ歯しか選択肢はありませんでした。歯周病で大半の歯を失ったときには骨も一緒になくなっているので、最終的に顎が真っ平らになってしまいます。真っ平らな上に入れ歯を入れても、口を開けば重力に負けて上の入れ歯が下に落ちてしまう。これが日常になってしまうと、食べる楽しみを失い、柔らかいものしか食べられないようになっていきます。

ところが、インプラントの登場によって、もう一度、なんでも噛める状態を取り戻せるようになりました。歯周病で歯を支えている骨がなくなる前に適切に治療してすでに歯を失っている部位にインプラントを入れれば、自分の歯と遜色のない噛み心地を取り戻し、それこそ固いおせんべいでもバリバリ食べられるようになります。

長い人生を考えたとき、やはり噛めること、食べられることはクオリティ・オブ・ライフの大きな部分を占めますから、インプラントは適切なかたちで使えば非常に優れた治療といえます。しかし、インプラントには、治療技術を要することも確かです。

インプラントをめぐるトラブルはたびたび社会問題になってきましたが、それも当たり前だと思います。日本に導入されたのは80年代で、私が大学を卒業した88年頃は、歯周病科の立場からはインプラントの使用はまだ早い、という見解を持っていました。

当時、多くの先生たちは、歯を支える骨が継続的になくなっていくのは加齢であり、生理的な変化だから仕方がないと考えていました。そのためインプラント推進派の先生たちは、インプラント周囲で骨が継続的になくなっていくのも同様の生理的な変化ととらえ、問題はないといっていました。しかし私は、歯周病のメカニズムから考えて、インプラント周囲で骨がなくなる原因は細菌による感染であるはずなので、継続的に骨が失われていくのは受け入れられないと考えていました。

90年代に入り、歯科先進国であるスウェーデンのイエテボリ大学で研究がはじまり、やはり、骨がなくなっていくのは加齢による経年変化ではなく、感染を起こしているから減っているということが明確になりました。

この、インプラントにしたのに骨がなくなっていくという状況こそが、いま新たな現代病として問題になっているインプラントの歯周病「**インプラント周囲炎**」です。

急増するインプラント周囲炎

私どもの診療室にも「インプラント周囲炎」でいらっしゃる方が年々増加しています。世界のデータを見てみると、おおよそ20％の患者さんがインプラント周囲炎にかかってしまっているという報告もあります（Atieh et al., 2012, Mombelli et al., 2012）。

数年前に、日本歯周病学会が全国の実態をはじめて調査した結果では、インプラント治療後、３年以上たった２６７人のうち、９・７％の人が「インプラント周囲炎」にかかっ

インプラント周囲炎と歯周病の違い

	歯周病	インプラント周囲炎
原因	歯周病菌	歯周病菌
歯ぐきの腫れ	生じる	生じる
歯ぐきの出血	生じる	生じる
炎症が起きる場所	歯ぐきのみ	歯ぐきと骨
骨のなくなるスピード	遅い（0.1㎜～0.2㎜ /年）	早い（1㎜～2㎜ /年）
歯・インプラントのぐらつき	生じる	生じない
痛み	生じる	生じない

インプラント周囲炎は進行が早い病気だが、症状が出にくいため重度になるまで気づきにくい

ており、この一歩手前の症状である歯ぐきの炎症が起きた人を含めると、43％に上ることがわかりました。日本にはインプラントを埋めた人が約３００万人いますから、その予備軍たるや推して知るべしです。

症状は歯周病と同じで細菌感染によってインプラントの周りで炎症が起こり、骨がなくなっていきます。歯周病は歯ぐきの病気であるのに対し、インプラント周囲炎は骨の病気である点が大きな違いです。

また、天然歯とは異なり、インプラントは骨と直接くっついているので、揺れ（生理的動揺）がありません。一方、天然

の歯には生理的な動揺があるので、ある程度まで骨がなくなってくると病的な揺れを自覚するようになり、さらに症状が進むと、噛むと痛みが生じるようになります。

つまり、天然の歯であれば歯の揺れを自覚するくらいの量の骨がなくなっても、インプラントだと噛めるし、痛くもありません。自覚症状に乏しいまま、静かに症状が深刻化してしまうのです。

歯周病は慢性炎症で、弱い炎症が歯ぐきにのみ生じています。対して**インプラント周囲炎は急性炎症で、強い炎症が歯ぐき（粘膜）のみならず骨にまで到達しています。**

現代においてもインプラント周囲炎の治療法は十分に確立されておらず、一般的に治る確率は58％という、なかなか手ごわい病気です。

最新のインプラントほど周囲炎は治りにくい

インプラント周囲炎の治療の難しさは、インプラントの構造上の問題が深く関係しています。

80～90年代のインプラントは、表面が研磨されたスベスベのものでした。このインプラントがなかなか骨とくっつかず（生着率が低い）、くっつくのに長い治療期間を要しました。

その後、研究が進み、インプラントの表面に骨をつくる骨芽細胞が定着すると、インプラントと骨の生着率が高くなることがわかりました。そこで、20マイクロメートルほどの骨芽細胞が入るくらいの穴を開け、インプラントの表面をザラザラにしたところ、生着率が飛躍的に高まりました。

ところが、この表面のザラザラは骨の中にあるときはよいのですが、インプラント周囲炎で骨が失われて露出したときがやっかいなのです。歯周病の細菌はおよそ数マイクロメートルですから、20マイクロメートルの穴に10個程度入れてしまう。この極小の穴をきれいに掃除する技術は、現段階ではありません。

インプラントを入れる際には、こうしたリスクがあることも念頭に置いておかなければなりません。

日本では累積1千万本のインプラントが入っているといわれています。そして、スイスのベルン大学の教授の試算では、約半数の５００万本にインプラント周囲炎の症状が出るのではないか、となっています。

インプラント周囲炎の治る確率は58％でしたが、最近の論文ではさらに細かい数字が出てきていて、昔のスベスベのインプラントなら治る確率は78％、表面に穴を開けたザラザラのものだと34％といいます。

ここ十数年はザラザラのインプラントばかりですから、今後大きな社会問題になっていくかもしれません。

なぜ、インプラントにはトラブルが多い？

とても残念なことではありますが、一部の歯科医師にとってインプラントはお金儲けの道具になってしまっているところがあります。歯科医が神経をすり減らして歯を削ったり被せ物の治療をするよりも、１回の治療で実入りの大きいインプラントをしたほうが、〝ラクに稼げる〟わけです。

また、近年はインプラント治療の審美面だけにスポットを当て、そのリスクを十分に周知しないまま、患者さんが求めるままに治療を進めるケースも見受けられます。「インプラントを入れたら、治療は終わり」ではなく、その後のケアまでも含めての治療行為です。

定期検診やご自身でのブラッシングを怠っていれば、インプラント周囲炎にかかるリスクは大きく高まります。

せっかく美しい歯や何でも噛める丈夫な歯を求めてインプラントにしたはずが、インプラント周囲炎によって顎の骨を失ったり、歯ぐきが下がってチタン製の人工歯根が露出するようなことになれば本末転倒です。

私が大学病院の医局で働いていた頃は、インプラントを扱える免許制度のようなものがあって、そのコースを受講するのに当時で60万円ほどかかりました。親に借金して4カ月ほど真面目に受講しましたが、技術的に水準に達しない人は「君には無理だ」とバッサリ切られるんです（笑）。逆にいえば、メーカーもそのくらいプライドを持って、インプラントの普及に取り組んでいました。

ところが現在では、1万5千円くらいの受講料を払えば、たった1日でインプラントの材料を売ってもらえます。大学を卒業して臨床経験がわずか1日だったとしても、2日目からインプラントを取り扱えてしまうのです。

インプラントのメーカーに頼まれて講師をすることがありますが、そのたびに私は「インプラント周囲炎もそうだし、インプラントにまつわるトラブルが多いのは君らの責任もあるぞ」と指摘するんです。本当に、残念でなりません。

インプラントの講習会を受けたところで、そこで教わるのはどうやってインプラントを埋入するかという手術の手順がメインです。インプラント治療に携わるドクターは、歯周病や術後のケアに関する十分な知識を持っているべきだ、というのが私の考えです。

4本以上になるとインプラント周囲炎の確率が15倍に

インプラント周囲炎に関して、もうひとつ知っておきたいデータがあります。

重度歯周炎の人がインプラント周囲炎になる確率は、インプラントの入っている数が3本以下を1倍とすると、**4本以上になると15倍に増えます**（Journal of Dental Research, 2016）。

誤解しないでいただきたいのは、こういう数字を示すとすぐ、インプラントは3本以下でなければダメだという論調に傾きがちですが、決して、4本以上使ってはいけないということではありません。

統計というのはあくまで平均値ですから、個々の事例に当てはまるわけではありません。ただ、リスクヘッジをするための目安になります。安易に歯を抜いてインプラントに置き換えれば、口の中のインプラントの本数はどんどん多くなっていきます。できるだけ歯を残して、インプラントの本数をコントロールするのが賢明です。

インプラントを入れるに当たってもっとも重要なことは、まず、歯周病をきちんと治しておくことです。歯周病が完治しないままインプラントを入れると、インプラント周囲炎になる確率が約5倍高くなります。

歯周病を治す上では適切なブラッシングが大前提となりますので、インプラントを入れたあとも、日々の生活の中で正しいブラッシングを続けていくこと。これが、インプラント周囲炎の最大の予防策となります。

安易なインプラントの提案には要注意

インプラント周囲炎は、歯でいうところの抜歯と同じで、インプラントを取れば治すことができます。実際、炎症がひどければいまあるものを取って、新しいインプラントを入れることを勧める歯医者も多くいます。

中には、「日常の管理が悪くてインプラント周囲炎になっちゃいましたね。これはもう抜くしかないので、新しいインプラントを入れましょう」と、責任の所在をすべて患者側に押しつける歯医者もいます。

もちろん、日常のブラッシングは患者さん自身でする必要がありますが、医療側がやるべき管理も明確にあり、その両方がきちんと行われてはじめていい状態を維持できます。定期的なブラッシング状態のチェックや、前述したブリーディング・オン・プロービング（BoP）でインプラント周囲の出血が見られた箇所に早期治療を施す必要があります。

それなのに、「インプラントは大丈夫」と都市伝説のようなことをいい続け、自分たちのやるべきことはやらずに、ダメになったインプラントを取り除いてお金をもらい、もう1回インプラントを入れてお金をもらう。1粒で二度おいしい思いを意図的にするような歯医者が、残念ながら実際にいます。

じつは、インプラントの成功率には2つの基準があります。ひとつは「**サバイバルレート**」といって、たとえインプラント周囲炎にかかり、骨がなくなっていたとしても、抜けてさえいなければＯＫという基準で算出する方法です。これはいわば、「生存率」を示したものといえるでしょう。

もうひとつは、「**サクセスレート**」というもので、インプラント周囲疾患にかかっておらず、周囲の骨も残っており、歯ぐきの炎症も認められないことを基準とした、真の意味での「成功率」を示したものです。

サバイバルレートを根拠にすると、インプラントの成功率は97％という非常に高い数値になりますが、現実的には、インプラント治療を受けた人の28〜56％はインプラント周囲疾患にかかっていることから、サクセスレートで算出すれば成功率は大幅に下がります。

当院は、インプラントの治療実績はサクセスレートで示し、評価されるべきだと考えていますが、サバイバルレートをもとにしたデータだけを患者さんに示すクリニックが数多くあることも確かです。インプラントのメリットばかりを強調する、あるいは、歯周病なので早期に抜歯してインプラントにするようにと強く勧める歯医者は要注意です。

また、歯周病を完治させた歯と、歯を失った後に入れたインプラントを比較すると、後者のほうが抜け落ちるまでの時間（寿命）が短いことが明らかになっています。著名なスイス人歯科医師の報告では、天然歯が10年後に抜け落ちる確率が2・5%であるのに対し、インプラントを喪失する確率は8%になるといいます。

日本ではいまだに「歯周病は治らない」と説明する歯医者が大勢いて、そういう歯医者ほどすぐに「この歯は歯周病だからいずれ抜かなくちゃならない。歯を支える骨がなくなる前にインプラントにしたほうがいい」などと患者さんに勧めがちです。

歯周病専門医の立場からいえば、歯が揺れてきて抜かなければいけない状況まで進む方は、少なくとも中程度まで歯周病が進んでいる方です。そうした方は残りの歯に関しても歯周病である可能性が高い。それを放置したまま、ダメになった歯から抜歯してインプラントにするなど言語道断です。

先にのべたようにインプラントが4本以上になると、インプラント周囲炎になる確率がおよそ15倍に跳ね上がります。また、インプラントは物理的な強度はありますが歯周病の細菌に対する抵抗力は弱いので、そもそもインプラント周囲炎になりやすいのです。

顎の骨が失われるスピードは通常の歯周病で0・1〜0・2ミリ／年ですが、インプラント周囲炎はその数倍から10倍の速度で骨を溶かしてしまいます（現在では、骨の再生技術が発達しているのでインプラントが入れられないことは、ほぼありませんが、再生療法は技術を要するため、できる歯医者は限られるでしょう）。

インプラント治療は、必ずインプラント周囲炎の予防とセットで考えなければなりません。当院では、徹底的なブラッシング指導と歯周病治療を行った後に、インプラント治療を行っています。また、インプラント周囲炎に対しては、患者さん自身による適切なブラッシングを確立した後、インプラント周囲の外科的（手術による）清掃を中心に、インプラント表面のザラザラを削り取る方法（インプラントプラスティ）やインプラント周囲炎に対する、骨の再生治療を行っています。

歯を抜かない治療

私どもの診療室では、極力歯を抜かない、歯を残す治療を選択しています。

理由はいくつかありますが、いちばん大きなものとしては、生涯をご自身の歯で過ごすほうが細菌感染によるリスクが少ないことが挙げられます。

日本は今、超高齢化社会へ向かっています。加齢にともなう生理的な衰えは誰にでも平等に訪れ、スーパーのレジなどで小銭をうまく取り出せなくなったりするように、手先が思うように動かせなくなります。そうなると、ブラッシングもやりにくくなります。

あるいは、要介護になったときには歯磨きを介護者に委ねることもありますが、インプラントは審美的な理由から被せ物のかたちが天然歯とは異なり、歯ブラシを当てにくい形状になっていることが多く、適切なブラッシングを難しくしてしまっています。

天然歯と骨との間には「歯根膜」という天然のバリアがあります。一方で、インプラントと骨との間には歯根膜がなく、直接接合しているため細菌に対するバリアがありません。前述の通り、インプラントは細菌に対する抵抗力が弱いため、とくに高齢になったときの口腔内環境を考えたときに、自分の歯のほうが免疫的に圧倒的に有利なのです。

そもそもインプラントだって、人の体にとっては外からやってきた「異物」。インプラントが骨にくっつくことを考えると、拒絶はしていない。許容はしているけど、完全に自分のものとして受け入れてもいない、という感じに過ぎないんですね。


以前、重度の歯周病治療からインプラント治療、その後のメインテナンスまで、長期にわたってお付き合いをさせていただいた学校の先生がいました。歯周病治療を行い、口腔内の状況が改善されたので、歯が抜けてしまっていたところに2本インプラントを入れました。歯を支える骨がなくなっていたので、インプラントと歯をつないでブリッジをつくる方法を取り、定期的にメインテナンスも行い、10年間くらい良好な状態を保っていました。

ところが、ある時期を境にして来院されなくなってしまったんです。こちらからも連絡はしましたが通じず、お引っ越しをされたのか、あるいはもしかして……などと思いを巡らせている間に時間は過ぎていきました。

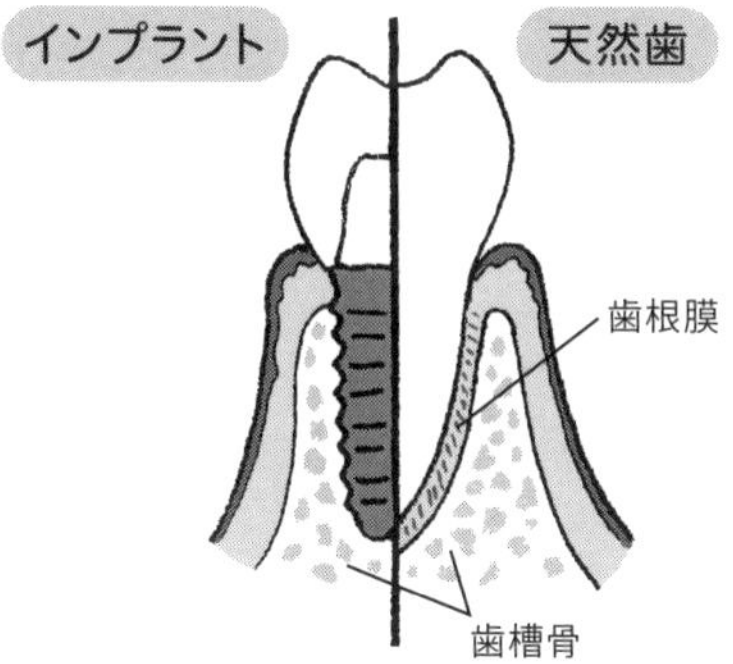

天然歯には「歯根膜」というバリアがある

そして先日、実に15年ぶりくらいで、その方の身の回りのお世話をしている方から連絡をいただいたのです。「歯の具合が悪いから、清水先生を探してほしいといわれて」とのことで、15年ぶりに診察をしたところ、僕の入れたブリッジが外れていました。

歯周病の場合は、被せ物をして物理的に揺れない環境をつくります。それをインプラントに連結して留めていたのですが、取れたブリッジに僕の入れたインプラントが両方ともくっついていて、感染を起こして抜けてしまっていました。

ご自分の歯は1本抜けていましたが、残り8本ほどあった歯はまったく平気なんです。インプラントの入っていない下の歯は、すべて大丈夫でした。何十年も付き合ってきた自分の歯は大丈夫で、インプラントはいちばん最後に入れたのに完全にダメになっていた。

こうしたことが、今後の日本では数多く起きてくるはずです。
5、6年ほど前、アメリカの歯周病学会の会長がいっていた言葉が印象的です。
「インプラントが福音であるのは間違いない。しかし、インプラント治療をするようになってから、歯周病の専門家の間ですら抜歯の本数が増えている。これは、由々しき問題である」

抜歯の本数が増えているのはなぜか？　単純な話で、多くの治療の現場で今までなら頑張って残した歯を抜いているからです。お金に目がくらみ、やすきに流れてしまっている部分が少なからずあるのではないでしょうか。

歯は抜けたまま？　インプラントがいい？

虫歯や歯周病で歯が抜けた、あるいは、抜歯をしたときに、インプラントを勧められることが多いと思います。しかし、歯がなくなった場所によっては、ご本人が大きな不便を感じない限りは、抜けたままにしておいても問題ありません。

たとえば、いちばん奥の歯が1本なくなったとしても、今までと変わらずなんでも噛めるでしょう。また、奥に行けば行くほどブラッシングはしづらくなりますから、そこに細菌に対して抵抗力の弱いインプラントを入れることはリスキーです。

インプラントを入れる際のひとつの妥協点は、**犬歯の奥2本まで**。ここまで歯があれば、咬合高径《こうごうこうけい》といって、噛み合わせの高さを守ることができます。高さが足りず、噛み合わせが深くなりすぎると下の歯が上の歯を押し出すような形で出っ歯になるなどの問題が生じ、場合によっては上の前歯を失います。これを防ぐ意味でも、少なくとも犬歯の奥2本まではインプラントなどを検討するのがいいでしょう。

奥歯ではなく前歯がなくなったときは、なくなった歯の両隣の歯にすでに治療が行われている場合はブリッジ、削られていなければインプラントを選択するとよいでしょう。

4章

〝ごめんブラッシング〟で歯ぐきが生まれ変わる

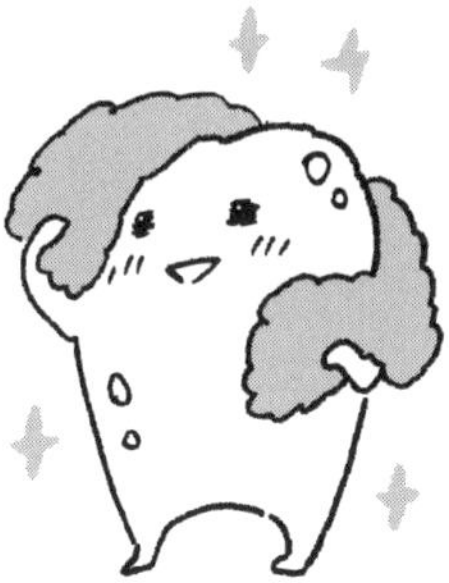

正しいブラッシングは一生の財産

正しくブラッシングできるだけで、虫歯も歯周病も高い確率で予防できます。歯磨きのとき、歯の表面を磨くことが虫歯予防になり、歯と歯ぐきの境を磨くことが歯周病予防になります。この歯の表面と歯と歯ぐきの境が磨けている状態を、歯周病専門医からみて「歯磨きができている」といいます。それさえできれば70代、80代になっても自分の歯を残せます。

また歯周病治療の効果をきちんと出すためには、適切なブラッシングを患者さんご自身にマスターしてもらい、日々の生活で実践してもらうことが必要不可欠です。

ほとんどの人が一応毎日歯は磨いています。そして自分では磨けているつもりになっています。

先日、私たちの診療室にいらした40代の女性は「定期検診へ行くと、上手に歯磨きできていますねっていわれますし、歯磨きに時間もかけていますし、それなりに磨けていると思います」とお話しされていました。

ところが、当院で「染め出し」をして詳細なデンタルチェックを行ったところ、歯と歯ぐきの境の磨き残しが全体の73・2％ありました。ご本人も大変なショックを受けておられましたが、何も驚くことではありません。「自分は歯磨きできている」と思っている方のほとんどが、この女性と似た状況にあります。

実際、これまで当院で診察してきた数千人の患者さんのうち、大変よく磨けている方でも30％くらいの磨き残しがあり、日常的にデンタルフロスや歯間ブラシを使用していない患者さんでは、多くの方で60〜70％の磨き残しがありました。

まずはそれを「見える化」して、自覚してもらうことが出発点です。

電動歯ブラシで歯垢除去率22・6％アップ

歯磨きは毎日のことですから、できるだけ短時間で、効率よく磨けるのがいちばんです。そう考えると、必然的に選択肢は電動歯ブラシ一択に絞られます。

私自身も使っていますし、小学生の息子たちも電動歯ブラシで毎日磨いています。

電動歯ブラシは、手で磨いたときに比べて、歯と歯の間の歯垢除去率が22・6％程度高くなるというデータがあります（Rapley J.W. & Killoy W.J., 1994）。歯周病予防の観点からすれば、プラーク（歯垢）はできるだけ取れたほうがいいわけですから、その1点だけを見ても、電動歯ブラシを使う理由としては十分です。

従来通り、歯ブラシを使って磨く場合には、器用さや丁寧さなど、使う人に依存する部分が大きいのですが、電動歯ブラシは歯に対してブラシがきちんと面で当たっていれば、誰でも上手に磨けるのも大きなメリットです。

そもそも、電動歯ブラシが開発された背景には、ハンディキャップによる磨きにくさを補うことが大きな目的としてありましたから、電動歯ブラシは器用さによる歯磨きの出来・不出来をある程度補完し、誰でもラクに磨けるような設計がなされているのです。ですから、介護の現場で利用するのにも、とてもお勧めです。

そしてもうひとつ、電動歯ブラシを使う大きなメリットとして、歯磨きが短時間ですむことが挙げられます。

のちほど詳述しますが、私が推奨するブラッシングは、**1本の歯につき5つの面**（**表面、**

裏面、右の側面、左の側面、噛み合わせの平らな面）を磨くことから〝ごめんブラッシング〟と名付けました。

ひとつの面に2秒ブラシを当てるとして、1本の歯につき、およそ2秒×5面で10秒かかります。これを28本分ですので、280秒。電動歯ブラシならおよそ5分あればブラッシングが終了します。だいたい4分くらいやるとかなりプラークが落ちるという研究もありますので、目安としては4～5分が妥当でしょう。

クリニックでお勧めしているフィリップスの「ソニッケアー」の場合、患者さんには「メーカーが推奨する2分で自動的に切れる設計になっているので、2分で右半分、もう2分で左半分、計4分を目安に使ってください」とご説明しています。

手で磨く場合になると、1本あたりにかかる時間は3倍程度になるので、最低でも10分、理想は15分ほどかかる計算になります。時間がたっぷりある方でも、毎日2回、歯磨きに15分かけるのは大きな負担でしょう。しかも、15分かけてもプラークの残存率が50％とか60％あったとしたら、それは磨けていない、という判断になります。

電動歯ブラシは子どもへのブラッシングや介護の現場でも合理的でしょう。時間がかかると子どもは嫌がりますし、要介護者の負担の軽減という意味でも、短時間で終わるのには大きなメリットがあります。

ただし歯と歯の間の歯垢は（いくら手用歯ブラシと比べて22・6％アップといっても）電動歯ブラシで完全に落ちるわけではありません。隣の歯と接する側面のブラッシングには、必ず歯間ブラシやデンタルフロスが必要です。そこまでやってはじめて5つの面を磨いたことになります。

電動歯ブラシは、信頼できるメーカーの下位モデルで十分

家電量販店へ行くと、いろんな機能を持つ電動歯ブラシがあって、どれにしようか迷う方もいらっしゃるでしょう。電動歯ブラシは、価格と性能が比例しますので、極端に安価なものは避けたいところ。かといって、高価なものを買う必要もありません。

身も蓋もない言い方ですが、ごめんブラッシングの目的は、**「きちんとプラークさえ落ちればいい」というシンプルなもの**。その目的を果たすという意味では、だいたい5千円～1万円程度の初期投資をしていただければ十分です。

機能としてチェックしておきたいのは、1分間に振動する回数です。毎分2万6千回以上を目安にされれば、まず間違いありません。先ほどのソニッケアーでは、どの機種を選んでも毎分2万6千回以上をクリアしていますので、もし新規に購入されるのでしたら、こちらの下位機種を第一候補にされてください。

最近の電動歯ブラシには、ホワイトニングモードとか、いろんな機能が搭載されているようですが、目的はプラークを落とすことですから、スイッチを入れて動けばそれで十分というのが私の考えです。もちろん、もっといろいろな機能を試してみたい方は、上位機種を選んでいただいて、何も問題はありません。

電動歯ブラシを買うと、ブラシの部分を付け替えて使用するようになります。このブラシについても、各メーカーが知恵を絞り、いろんな形状のものを販売しています。

しかしこれもまた、身も蓋もない言い方をしますが、ブラシヘッドは普通の平らなもので十分です。一般的な歯ブラシについても同じことがいえますが、きちんとプラークを落とす目的さえ果たせれば、その形状はなんでもいいんです。ご自身がいちばん使いやすいものを選んでいただいて構いません。

諸悪の根源「三大不潔域」を意識する

本書では繰り返しブラッシングの重要性をお伝えしてきましたが、ここでもう一度おさらいをすると、虫歯も歯周病も、その原因となるのは歯の表面や歯と歯ぐきのすき間に残ったプラーク（歯垢）です。

プラークというのは柔らかい付着物ですから、きちんと歯ブラシを当てて磨くことができれば、落とすことが可能です。プラークをかき落とさないといけないからと硬い毛である必要はなく、柔らかい毛で普通にこすれば落ちます。歯ブラシで落としきれない歯と歯の間のプラークは、歯間ブラシやデンタルフロスなどを使って落とします。

口腔内でとくにプラークの溜まりやすいのが次の3カ所です。

・歯と歯ぐきの境目の「歯頸部《しけいぶ》」
・歯と歯が接触している「コンタクトポイント（隣接面）」
・奥歯の噛み合わせの「溝」（小窩裂溝《しょうかれっこう》）

お口の「三大不潔域」

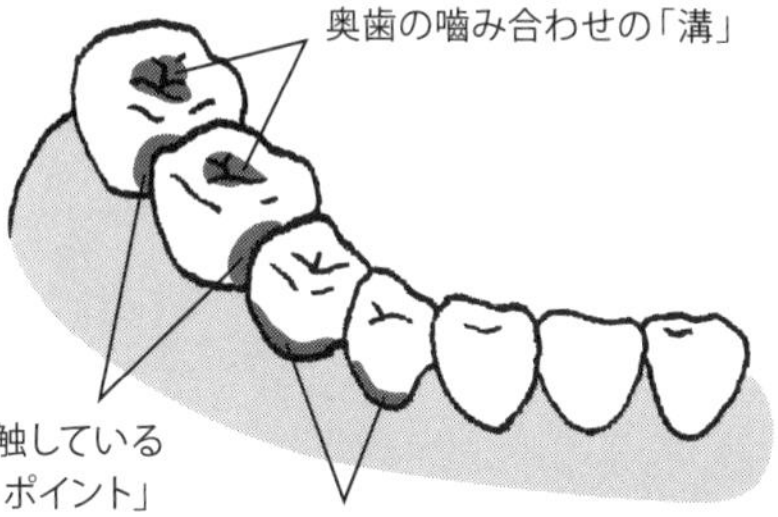

ここは、**お口の「三大不潔域」**と呼ばれています。虫歯や歯周病はこの3つのポイントから生じやすいので、ブラッシングの際にはとくにこの三大不潔域を意識してみてください。それだけでも磨き残しをかなり減らすことができるはずです。

ブラッシングは究極をいえば、プラークさえ落とせていれば、何を使ってどう磨くかの方法はさほど重要ではありません。ちゃんと磨けてさえいればいい。

しかし、シンプルに「ちゃんと磨く」ことが、案外、難しいのです。

私どもの診療室では、毎回、染め出しを記録して磨き残しをチェックしています。歯周病の方が対象ですから、数字として残すのは歯と歯ぐきの境目部分ですが、先にも述べたようにデンタルフロスや歯間ブラシを使用していなければ、たいてい60～70％の磨き残しがあります。

歯磨きにはどうしても、その方の得意なところと不得意なところの「癖」があるので、染め出しで赤く残った部分をチェックし、どの角度で歯ブラシを当てれば上手に磨けるかを患者さんと鏡を見ながら一緒に確かめて、徐々に磨き残しを少なくしていきます。

プラークというのはとても厄介で、落とした数時間後にはまた付着しますから、いくらクリニックで歯周病の治療を行っても、毎日のブラッシングができていなければ治療は成功しません。歯周病の原因はプラークで、治療はシンプルにプラークの除去です。なので患者さんには、ブラッシングによる原因除去は患者さん本人が行う治療だとご説明しています。ブラッシングによる磨き残しが20～30％くらいになるまで、歯周ポケット内の歯周病の治療は開始しません。

誰もが磨き残しが20～30％以下になるようなブラッシングを身につけてほしいのです。そして、自分では磨ききれないところを歯医者へ行ってクリーニングしてもらう。単に定期的に歯医者に行くことが定期検診ではありません。そういう目的意識を持って定期検診は受けるとよいでしょう。

図解〝ごめんブラッシング〟

では、いよいよ具体的な歯磨きの方法についてご紹介していきましょう。

私が推奨する理想の歯磨きは、1本の歯に対して「表面、裏面、右の側面、左の側面、噛み合わせの平らな面」の5つの面を磨くのが基本となりますので、〝ごめんブラッシング〟と名付けています。

「いままで、磨き残しがいっぱいあってごめんね」という気持ちも込めたネーミングですが、歯を立体的な構造でとらえて、それぞれの面を丁寧にブラッシングするのがコツです。

ステップ1【染め出し】

ごめんブラッシングをはじめる前に、ご家庭でもみなさんに実施していただきたいのが「染め出し」です。

染め出しというのは、小学生時代に経験された方も多いと思いますが、赤い染め出し液を口に含んでうがいをすると、プラークの残っている部分＝磨き残しのあるところが赤く染まるというあれです。染め出し液は薬局や通販で簡単に買えます。

私どもの診療室で行っているブラッシング指導では、毎回、「染め出し」をして記録をとっています。本書を読んでいるみなさんにも、毎月1日は定期的に染め出しを行って、ご自身の磨き残しの癖を「見える化」していただきたいのです。

まずはいつもどおりに磨きます。その状態で赤く残ったところが、あなたが歯磨きで苦手とするポイントです。

多くの方が利き腕側の表面は比較的よく磨けていますが、裏面はプラークが残りがちです。また、反対側の表面、裏面がおろそかになりやすい。歯を磨く順番は人それぞれですが、最後のほうになればなるほど磨き方が雑になる傾向があります。

鏡を見ながら、どの角度で歯ブラシを当てれば染め出しの赤色が消えていくかを確かめ、次のブラッシングからそのやり方を取り入れていきます。これを繰り返すことで磨き方がどんどん上達して、磨き残しが少なくなっていきます。

全体的に見て磨き残しが20～30％になることが目標です。

ステップ2【ごめんブラッシング】

上手なブラッシングのポイントは、歯を面でとらえて歯ブラシを当てることです。噛み合わせの平らな面には垂直に、その他の4面（表面、裏面、右の側面、左の側面）には**歯ブラシが斜め45度に当たるように歯ブラシの角度を調整**します。ただし、45度というと斜めにしすぎて歯ぐきをぐいぐい磨いてしまう人がいますが、擦過傷《さつかしょう》になるのでご注意ください。**歯を立体的にとらえて5つの面を意識しつつ、歯と歯ぐきの境目にも毛先を当てていきます**。

場所によっては歯ブラシが縦になったり斜めになったりしますが、それでいいんです。前歯の裏側を磨くときは縦にしたほうがやりやすいでしょう。

歯周病予防には、とにかく**歯と歯ぐきの境目の磨き残しがないようにすること**が最大のポイントです。

電動歯ブラシであれば、1面に対して2秒。1本の歯に10秒程度かけて磨いていくとよいでしょう。

電動歯ブラシを使った
ごめんブラッシング法

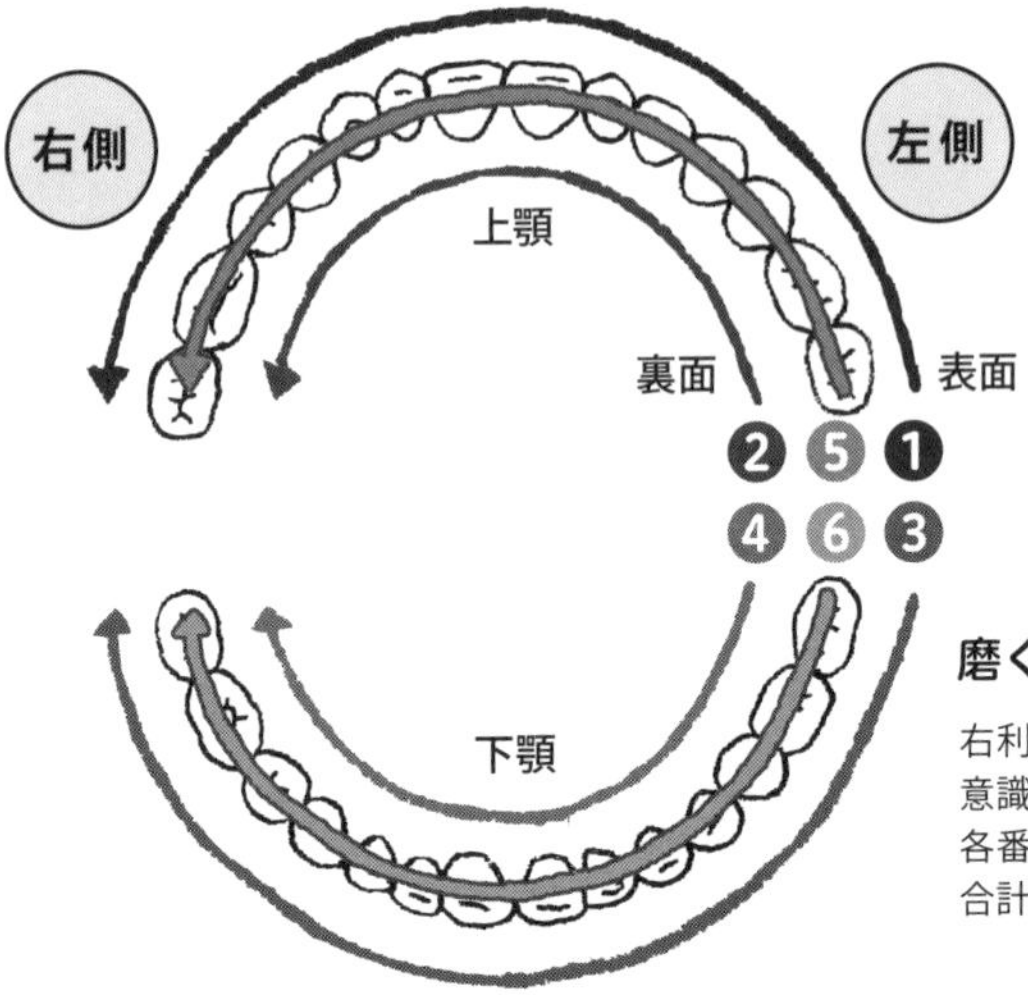

磨く順番

右利きの人はあえて左側から
意識的に磨く。
各番号、40～50秒を目安に。
合計4～5分でOK

A 奥歯の表面

毛先を歯と歯ぐきの境目に斜め45°の角度で当て、
1本の歯につき外側の面に2秒、歯と歯の境目に
2秒を目安に当てていく

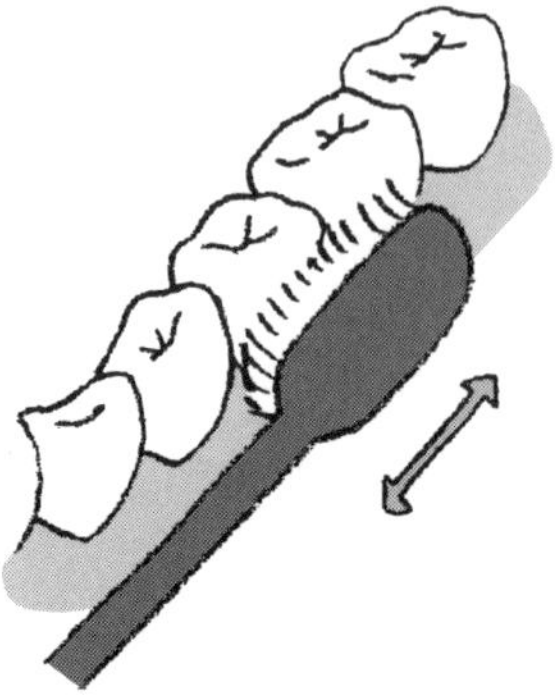

歯ブラシの当て方

バス法
斜め45°に

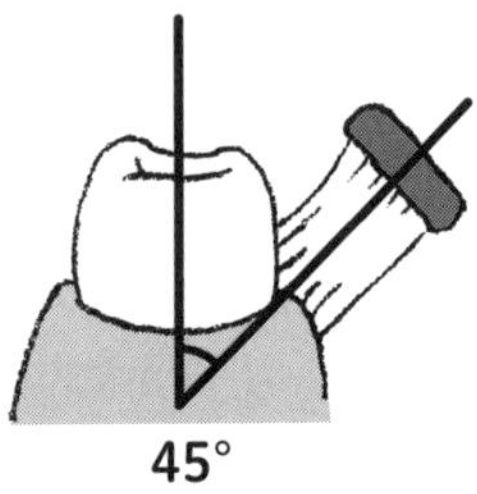

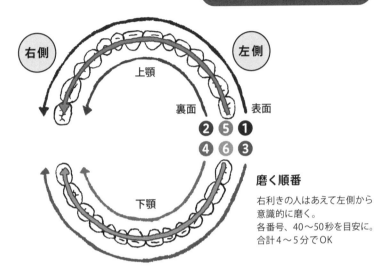

C 奥歯の裏面+奥

いちばん奥の歯を磨くときは歯ブラシのつま
先を使って、奥側も磨くようにする

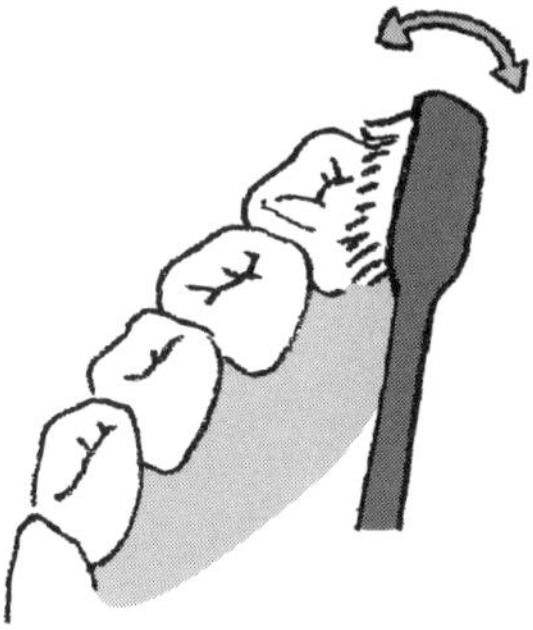

B 前歯の表面

基本は横に当てるが、犬歯の側面を
磨く際、歯ブラシを立ててもよい

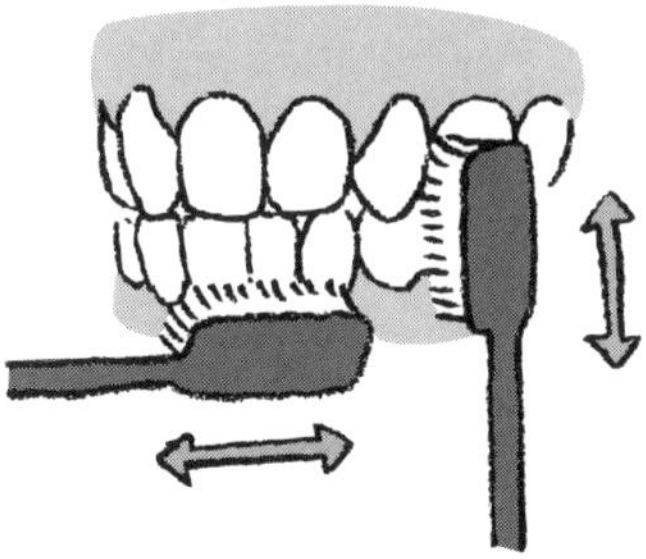

E 咬合面

噛み合わせの面は歯ブラシを、
面のくぼみに当てて磨く

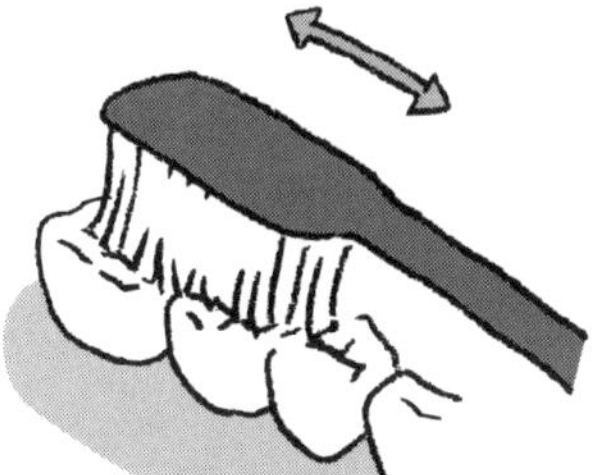

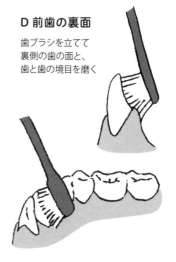

D 前歯の裏面

歯ブラシを立てて
裏側の歯の面と、
歯と歯の境目を磨く

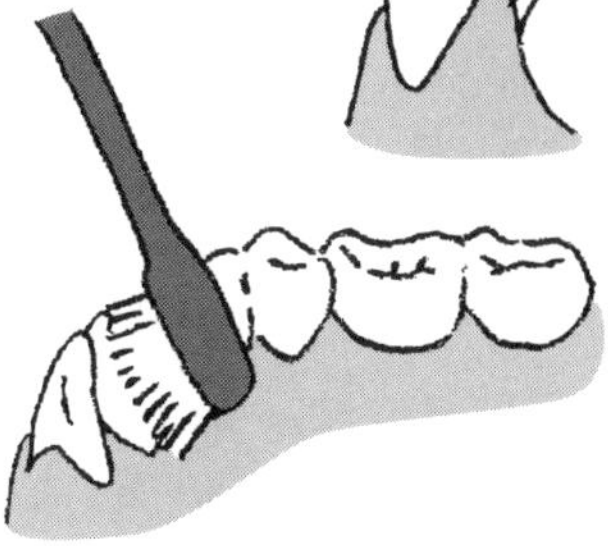

歯と歯の間が歯ぐきで満たされている場合はデンタルフロスを使い、あいてしまっている場合は、歯間ブラシを使ってコンタクトポイント（歯と歯が接触しているところ）の汚れを除去します。

デンタルフロスの使い方

1　フロスを30〜40センチぐらいの長さに切って中指に2〜3回巻きつける

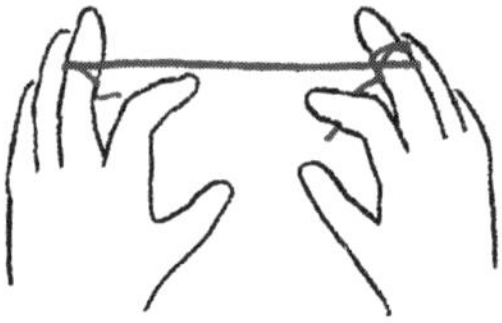

2　前後にゆっくり動かしながら歯のすき間に入れる。このとき歯ぐきにバチンと当たったり、歯ぐきの中には入れないようによく注意する

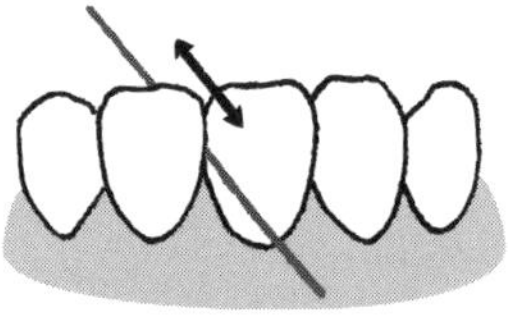

3　歯に引っかけるようにして上下に 5〜8 回動かす

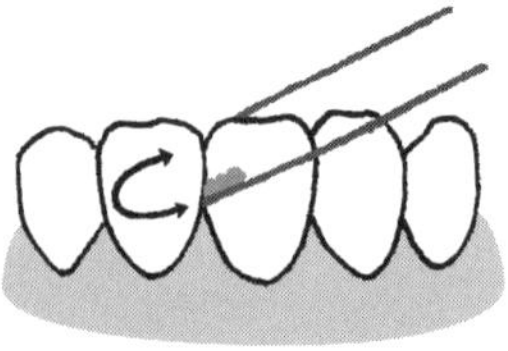

歯間ブラシの使い方

1　歯ぐきを傷つけないように歯と歯のすき間に入れる

2　前後、上下に数往復させてプラークを除去する

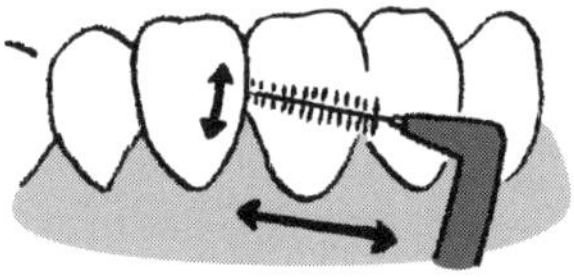

手で磨く場合も、1面ずつ磨いていくという点では同じです。歯ブラシの動かし方は、1〜2ミリの幅で小刻みに動かすと汚れはよく落ちるようですが、きちんと磨けている限りはどんなやり方でもかまいません。全体で10〜15分かけて、根気よく丁寧に磨いていきます。

奥歯の表面を磨くときは口を大きく開けたままだと頬が張って、歯ブラシが奥まで入りづらくなります。奥歯の表面を磨く際は口を半開きにして行うとよいでしょう。

歯ブラシを当てる力加減は、爪の先を指で押して、爪の上部が白くなるくらいにしてください。実際に押してみると、それほど強い力が必要ないことがおわかりいただけるかと思います。**歯ブラシを当てたときに、毛先が大きく開かないくらいの力加減を目安**にするのもよいでしょう。

強い力で磨くことを繰り返して歯が削れていってしまうのも問題ですが、弱い力のほうがいいだろうと思って、ほとんど磨けていないというのも困りもの。歯ブラシであれば、シャカシャカという音が気持ちよく響くくらいの力は必要です。電動歯ブラシはブラシが勝手に動いてくれますので、毛先が開きすぎない力加減で歯に当てていきます。

電動でも手磨きでも、確実にプラークを落とすために、手鏡を活用してください。歯医者でも口の中を確認するときに手鏡を渡されるかと思いますが、手鏡は洗面台にある鏡とは違い自由に角度を変えられるので、奥歯や歯の裏側までしっかり自分の目で確認しながらブラッシングできます。

ステップ3【歯間清掃】

三大不潔域のひとつ、歯と歯の間のプラークは、デンタルフロスや歯間ブラシを使わないと落とせないことがわかっています。5つの面のうち、右の側面、左の側面は、デンタルフロスや歯間ブラシを使ってはじめて磨いたことになります。

デンタルフロス、歯間ブラシはご自身が使いやすいものを選べばよいのですが、どっちを使ったらよいのかよくご質問を受けます。使い分けの目安はこちらです。

・歯と歯の間がすべて歯ぐきで覆われて満たされている場合にはデンタルフロス。
・歯ぐきが下がり、歯と歯の間が黒く抜ける「ブラック・トライアングル」が出現し、すき間がある程度ある場合には、歯間ブラシ。

デンタルフロスには糸ようじやデンタルフロスをテープのように好きな長さでカットして使うタイプのものがあり、歯間ブラシには材質が金属ワイヤータイプ、ゴムタイプとあります。どれを使ってもプラークを落とす性能に大きな変わりはありませんので、好きなものを選んでください。

ポイントとなるのは材質や形状よりも、動かし方。デンタルフロスや歯間ブラシをただ歯の間に通しただけでは、プラークは落とせません。

128ページの図のように最初は右側面に当てて上下に5～8回動かします。次に左側面に当てて同じく上下に5～8回、ゆっくり動かします。

歯間ブラシを使う際にも、歯ぐきを強くこすらないように注意してください。

ここで重要なのが、デンタルフロスで磨く際は、決して歯ぐきの中（歯肉溝の中）に入れないこと。時折、デンタルフロスをバチンと歯ぐきに当ててしまっている人がいますが、これは逆に自分で歯ぐきを下げてしまう原因となります。

歯と歯ぐきの間は約1ミリのコラーゲン線維でつながっています。そして、少し専門的になりますが、上皮の最後の部分はヘミデスモゾーム結合といって、濡れたティッシュが壁にペトッと張り付くような、形の弱い感じでくっついています。そこは無菌が保たれているので、磨く必要がありません。

デンタルフロスを通して磨きたいのは、**「コンタクトポイント」という歯と歯の間と、隣接面の歯ぐきの上の部分だけ。歯ブラシの届かない歯の側面をこするように掃除するだけでいいんです。**

ところが、デンタルフロスを通すときにバチンと歯ぐきに当たってしまうと、細菌の侵入を防御していた接合上皮が物理的に破壊されてしまう。細胞ですから、1回壊してしまっても修復はされます。でも、修復して元の状態に戻るのに5日から1週間ほどかかります。つまり、毎日バチンバチンと歯ぐきに当たっていると、細胞が剝がれた状態が永遠に続き、わざわざ歯周病菌が歯周ポケット内に侵入しやすい環境を自らつくることになるのです。

歯科医院の中には「デンタルフロスを通したら、ちょっと歯ぐきの中にデンタルフロスを入れるようにして磨いてください」などと指導しているところもあるようですが、歯ぐきの細胞が剝がれて、同じ現象が起きてしまうので絶対におやめください。

歯磨き粉はフッ素１５００ｐｐｍに近いものを選ぶ

これまでは、薬事法によって歯磨き粉のフッ素含有量は１０００ｐｐｍ以下と決められていました。これが２０１７年３月になって１５００ｐｐｍ以下に改められ、ようやく世界基準と肩を並べることができました。

歯磨き粉にはたいていフッ素含有量が記されていて、１４５０ｐｐｍというのが市販されている中ではいちばん含有量の高いものになると思います。

虫歯予防にフッ素が効果的であることは明らかですので、**歯磨き粉を選ぶ際は、真っ先にフッ素含有量をチェックし、なるべく１５００ｐｐｍに近い数字のものを選びます。**子ども用の歯磨き粉にはフッ素含有量の低いものが多いですが、子どもにも害はありませんので１５００ｐｐｍを目安として選ぶのが望ましいでしょう。

生えたばかりの永久歯は幼若《ようじゃく》永久歯と呼ばれ、歯の結晶構造が成人のものと比べて弱いので、この時期ほどフッ素は重要です。当院では、低研磨性で泡立ちの少ないライオンの「チェックアップ」をお勧めしています。

6歳以下の子どもには使わないようにという注意書きのある歯磨き粉もありますが、歯磨き粉を飲み込んでしまうリスクからこのような表記になっているのでしょう。小児歯科学会でも、乳歯、永久歯にかかわらず歯が生えたらフッ素を塗ってOKという見解を出しているので、幼児でも歯磨き粉を使ったあとに口をゆすげば何の問題もありません。

歯磨き粉を使う目的は、フッ素による虫歯予防のみならず、清掃効率のアップや、歯への着色の除去です。

電動歯ブラシでは「水に濡らして磨きましょう」との説明があるものが多いですが、最初から歯磨き粉をつけて磨いてもいいですし、水で磨いたあとに仕上げのような形で歯磨き粉をつけていただいても構いません。ただし、電動歯ブラシで歯磨き粉を使う場合は、「低研磨性」のものを使うことが絶対条件です。

最後に、歯磨き粉にまつわる新常識をお伝えしておきましょう。

最近では、歯磨き粉は歯ブラシの先にちょこんとのせるくらいでいいという風潮もあるようですが、虫歯予防を目的に高濃度フッ素のものを使う限りは、**ブラシの端から端まで**

しっかり歯磨き粉をのせましょう。そうでないと、フッ素の役割が果たせません。

さらに、フッ素は歯の表面に接している時間が長いほど効果が上がります。

理想は、お風呂に入る前に歯磨きをして、泡は全部吐き出していいのでゆすがずに風呂場に入り、頭を洗って、顔を洗って、そのついでに口もゆすぐ、くらいの流れが本来は望ましいでしょう。フッ素がある程度の時間歯に接したあとは、しっかり口をゆすいでも効果は失われません。

歯ブラシは柔らかいものを選ぶ

私が大学で助手をしていた頃、歯ブラシの硬さによるプラークの落ち方を比較する実験をしたことがありました。

学生たちに3日間歯磨きをしないでおいてもらって、その後、半分は硬い歯ブラシ、もう半分は柔らかい歯ブラシで歯磨きをしてもらいました。そしてまた3日間磨かないで、次は歯ブラシの硬さを入れ替えて歯磨きをしてもらいます。

結果として、歯ブラシの硬さによって、プラークの落ち方に違いは出ませんでした。プラークを落とす鍵となるのは歯ブラシの硬さではなく、磨きたい場所にきちんと歯ブラシの毛先が当たっていることの重要性が、ここでも証明された形です。

それに、じつは歯ブラシの硬さ柔らかさには、統一された規格がありません。ある会社の「ふつう」が別の会社では「かため」に相当するなど、てんでバラバラというのが実情です。

プラークを落とす能力に違いがないのだとすれば、歯の表面や歯ぐきを傷つけないためにも、柔らかい歯ブラシがお勧めです。ただし、柔らかい歯ブラシには欠点があって、「柔らかいと磨いた気がしないから」と強い力でゴシゴシ磨いてしまう人がかなりの割合でいます。そうなると、せっかく柔らかい歯ブラシを選んだ意味がなくなってしまいます。

また、歯ブラシの硬さによるへたり具合には違いがあります。

以前に、温泉旅館に置いてあるような歯ブラシから高級なものまで1200種類くらい集め、機械を使って同じ圧を加え、バーの上を通過させるという実験をしたことがありました。

そうするとやはり、柔らかい歯ブラシほど早く毛がへたってしまいました。歯ブラシをつくるメーカーとしては「あそこの歯ブラシはすぐへたる」という評判を嫌がりますから、おのずと世の中には「ふつう」や「かため」の歯ブラシが多くなる、という事情があるわけです。

さらに付け加えると、メーカー側は「歯ブラシを後ろ側から見て、毛が外へ広がっていたら替えどきです」と宣伝しますが、これもまた新しい歯ブラシと古い歯ブラシで落ち方の比較実験をしたところ、落とす能力に差はありませんでした。

もちろん、毛が広がっていると歯ぐきに当たる部分が増えて歯ぐきに傷がつきやすくなることは考えられますが、プラークの落ち方という点では毛の広がった歯ブラシを使っていてもとくに問題はありません。

ただし、衛生上の観点や歯ぐきの擦過傷という観点からは、1～2カ月に1回くらいを目安に交換してもよいでしょう。歯磨きのあとは水でしっかりゆすぎ、乾燥させれば雑菌の繁殖も防げます。キャップなどをつけて持ち歩く場合には、使用後、乾燥させてからキャップをするようにしてください。

［推奨の歯ブラシ］
クロスフィールド「ＴｅＰｅ」やわらかめ
ライオン「システマ44Ｍ」ふつう（歯科用）
オーラルケア「タフト24」エクストラスーパーソフト（歯科専用）

歯磨きは朝晩2回で十分

「歯磨きは、いつするのがいいですか？」。患者さんから大変よく聞かれる質問です。

基本的な私の考えとして、きちんとしたエビデンスに基づいている限り、余計な労力はできる限り省くというのがあります。

歯磨きの回数についていえば、朝と夜の2回磨けば十分ですし、どのタイミングで磨いてもかまいません。朝は起きてすぐでも朝食の前でも後でもいいですし、夜は食後でも寝る直前でもいいんです。

確かに、朝起きてすぐは口腔内の細菌数が増えているのは事実ですが、毎日の歯磨きがきちんとできている環境においては、別段そこまで神経質になる必要はありません。

また最近、食後すぐの歯磨きはよくないといわれたりもしていますが、私個人の見解としてはそこまで気にすることはないと思っています。

食後すぐは唾液のpH値が下がるので、簡単にいうと歯が柔らかくなるんですね。だから、食後すぐに磨くと歯が削れやすいという論理なのですが、昔はよく「1日3回、食後3分以内に、3分磨く」なんていわれたりしたものです。それで実際、そこまで歯が磨り減った人がいるかというと、そんなことはありませんでした。

学問と日常は別の話ですから、どんな情報も冷静に取捨選択することが大切です。

歯を磨く回数については、こんな実験結果も出ています（Lang N.P.,Cumming B.R. & Löe H., 1973）。

歯垢が歯ぐきに影響を与えるタイミングを知るために、①12時間ごと（1日2回）、②48時間ごと（2日に1回）、③72時間ごと（3日に1回）、④96時間ごと（4日に1回）に歯を磨く4つのグループをつくりました。

①グループは、歯垢の残っている量は少なかったです。③④グループは、飛び抜けて歯垢の量が多くなりました。そして、②グループはどちらかというと③④に近いくらいの歯

垢が残りました。

ところが、歯ぐきの炎症を見ていくと、①と②のグループには炎症が起きていないんです。ということは、歯にトラブルを抱えていない健康な人なら2日に1回の歯磨きでも、その段階の歯垢が歯ぐきに害を及ぼすことはぎりぎりない。これが③グループになると炎症が起きてくるので、この結果からわかることは、歯垢が為害性を持つのは48〜72時間のどこかのタイミングということになります。

ただ、一般的な感覚では口の中がネバついたりなど不快な感覚が出てきますし、歯磨きの習慣化という点からみても、1日2回というのがいちばんバランスが取れているというのが私の考えです。もちろんすでに歯周病が進行している患者さんは必ず毎日2回の丁寧なブラッシングが必要です。

口臭の予防と対策には舌ブラシ

細菌がいちばん繁殖している部位は舌なので、舌磨き用のブラシの使用はどなたにもお勧めです。

とくに**口臭が気になる方は、就寝前の舌のブラッシング**を習慣にされるといいと思います。就寝前に舌磨きをすることで、翌朝の口臭が明確に落ちているというデータもあります。

舌の表面には毛のようなものが生えていて、単位面積あたり表面積がとても大きいんですね。ですので、食べ物のカスなど落とし切れないものがたくさんついています。こういったものを舌磨きで落としてあげることによって、臭いの元を少なくすることができます。口腔内フローラの環境を整えることにもつながります。

腸内フローラも口の中にいる細菌の影響を非常に受けますし、飲み込む細菌は少ないほうがいいというのは事実ですので、夜の歯磨き習慣に加えることをお勧めします。

5章

〝1日で治す〟世界水準の治療法「ペリオド」の実際

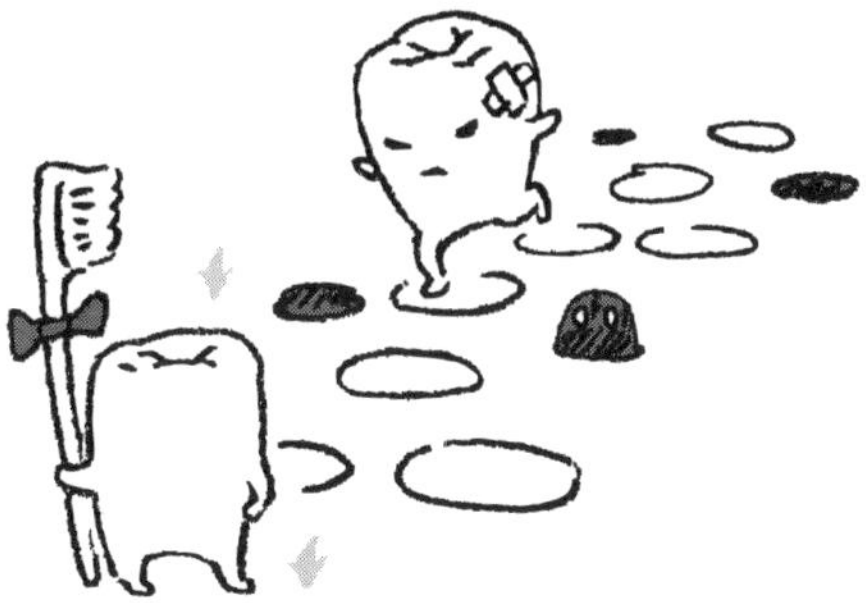

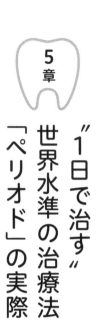

治療期間は短いに越したことはない

本章では、歯周病治療を1日で終わらすことも可能にした術式「ペリオドド」について詳しくご紹介していきたいと思います。

まず、従来の歯周病治療の問題点は、口腔内を6分割して段階を追って治療を進めていくため、治療がなかなか進まず、時間がかかることにあります。よくなっている自覚が乏しい中、6カ月から1年以上に及ぶ長期間の通院が必要であり、治療自体も痛みをともなうものが多く、患者さんの中には、完治する前に治療を放棄・中断してしまう方が少なくありませんでした。

治療の痛み、患者さんにかかる通院の負担や心理的なストレス、忙しい現代人の生活スタイルに合った治療という側面からも、やはり治療にかける時間と期間は短いに越したことはありません。

患者さんの利益だけを考えて、最短で治療を終わらせるにはどうしたらいいか。そこを出発点として生まれたのが、最短1日で歯周病の原因を除去する「ペリオド（PERIOD.）」という治療方法です。

開業医時代の経験を経て、40歳当時の私は保険治療の限界を感じていました。その頃いまの医院の前身のクリニックから声をかけられ、真に患者本位の治療を実現するために、保険の枠にとらわれない「ペリオド」の考案に着手しました。短時間での歯周病治療を可能にするこの方法は、2005年当時、イエテボリ大学で提唱されていた方法をベースとしています。

当時、日本では口の中を6分割して治療を進めるのに対して、海外では4分割で治療を進めるのが一般的でした。しかしヨーロッパの歯科医師たちの中に、分割して4分の1を治療しても、残りの4分の3から歯周病菌が移ってくるのではないかと考えた人がいたわけです。

それで、4回に分けていた治療を1回でやったらどうかと考え、実際に行ってみたところ、なんと結果に差はないことが証明されたのです。そうであるならば、**1回で治療を完結したほうが口腔内の環境をコントロールしやすいうえ患者さんの負担も少なく、メリットは非常に大きい。**

ここで出た結果をもとに、スウェーデンのイエテボリ大学でさらに研究を進めたものが、「ペリオド」の基本的な考え方になっています。イエテボリ大学で使っていた歯ぐきの中を掃除する器具は日本製ということがわかってすぐに取り寄せ、歯周病治療専用の超音波スケーラーと、当時脚光を浴びはじめたレーザーをいち早く導入しました。

ほかにも、すごく細かなアミノ酸の粉を吹き付けて、プラークだけを選択的に取ることのできるエアフローマスター・ペリオフローという機械も日本で初めて導入しました。当時はまだ医療機器としての認可がおりていなかったため、海外の知人に協力をしてもらい、大変な苦労をして手に入れてスタートしました。

最新の情報がリアルタイムで入ってくる治療環境

ペリオドは保険外の自由診療ですから、患者さんにそれ相応の費用負担が生じます。開業当時はインプラントならまだしも、歯周病の治療に何十万円も払うような時代ではありませんでしたから、最初は半年で2人しか患者さんがいないという危機的な状況を経験しました。

「安い治療法ではないかもしれないが、ペリオドは必ず患者さんのメリットになる」という信念は揺るがないものの、あまりにも来院者数が少ない状況にはさすがに私も焦りました。

しかし、最先端の歯周病治療として新聞で取り上げていただいたのをきっかけに、徐々に患者数は増えていきました。

時間をお金で買わなくてはならないくらい忙しいビジネスパーソン、海外を飛び回る音楽家や起業家など、毎週の通院が欠かせない一般的な歯科治療が難しい方たちが続々とやってくるようになりました。

「歯科治療にさける時間は限られているので、1回の診療で一気に治療を進めてもらえるのは本当にありがたい」

「噛めないという不快な症状は、それだけでストレスだから、短期間に治っていくのは精神面での負担も軽減する」

「こんな治療があるなら、もっと早く知りたかった」

このようなうれしい声をたくさんいただきました。

ペリオドは、歯周病学で最先端の研究をしているスウェーデン・イエテボリ大学での基礎研究とヨーロッパ歯周病学会で検証された治療法をベースに、現在考え得る最新の治療法と最善の治療機器を導入し、日々アップデートしています。

当院の強みは、イエテボリ大学やヨーロッパ歯周病学会で発表された情報をリアルタイムで取り入れている点と、それをすぐ臨床の現場にフィードバックできることです。最新の研究によってより治療効果の高い方法が見つかれば、その知識とともに機材も導入しなければならないので大変な部分もありますが、常にアップデートしていくことで治療の精度・効率を高めています。

現在では、歯の駆け込み寺的な立ち位置で、インプラント治療に失敗した方や他院で抜歯しかないといわれたけれどもどうしても自分の歯を残したいという重度歯周病の方など、大勢の方にご来院いただいています。ただ4人の歯科医が治療に当たっても、新規の方には3カ月ほどご予約をお待ちいただかなくてはならないほど混雑してしまっているのはなんとかしなければと思っています。

最先端の治療機器が集結したペリオド

自由診療であるペリオドでは、軽度から中程度の歯周病でしたら、通常半年以上かかる治療を、1回2時間で終わらせることができます。重度の場合は、物理的には1回4時間かけて1日で終わらせることも可能ですが、さすがに、4時間も口を開け続けているのは患者さんの負担も大きいため、右側と左側の2回に分けて行うケースが大半です。

メカニズムとしては、歯周病専用の超音波スケーラーで歯石を除去し、エアフローマスター・ペリオフローでプラークを取り除きます。

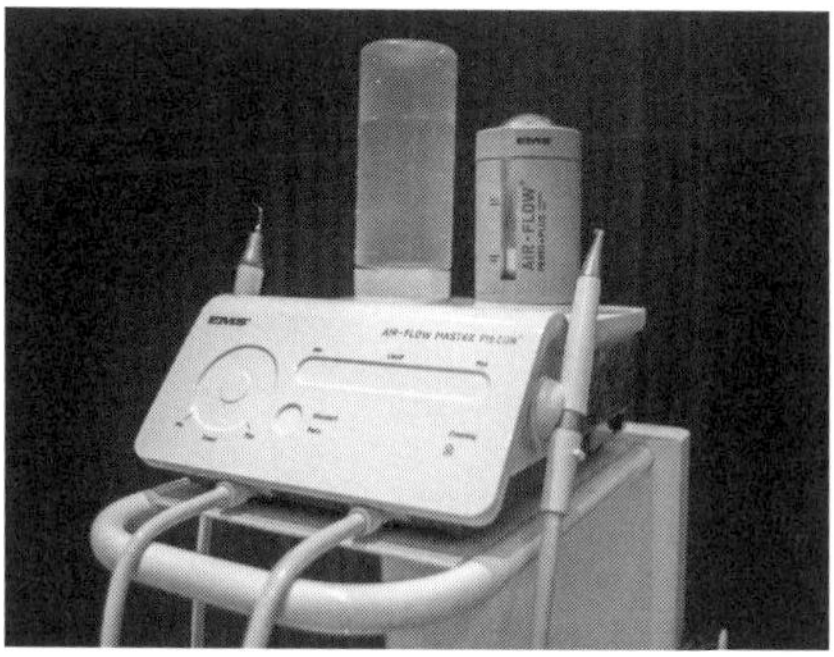

エアフローマスター・ペリオフロー

さらに、ヨーロッパ歯周病学会で唯一有効性が認められている「Ｅｒ：ＹＡＧレーザー」を組み合わせて使用することで、歯周ポケットの奥深くに潜む歯垢と歯石を低侵襲で除去し、治癒へと導きます。

一般的な歯科医院でもレーザーを導入しているところもあるようですが、レーザーならなんでも効果があるわけではありません。歯周病に唯一効果のある「Ｅｒ：ＹＡＧレーザー」でさえ万能ではなく、現在では、歯周病の進行程度や超音波などの器具が届きにくい箇所に対して使用するだけに留まっており、決してメインの治療方法ではありません。

中には「レーザーを用いた治療だから歯周病が治る」と喧伝するようなクリニックもあるようですが、歯周病を治すためには直接的な原因であるプラークを適切かつ確実に除去することが最優先のため、レーザーによる治療はあくまでも補助的なもの。その事実をきちんと知った上で、クリニックを選ぶとよいでしょう。

超音波スケーラーで歯石を除去

スケーリングとは、歯根面から「歯石」を取る治療です。歯周病の原因は歯石ではなくプラークなのにどうして？　と思われるかもしれませんね。確かに、歯石は死んだ細菌の塊であり、それ自体は悪さをしません。しかし、歯石の表面はデコボコ、ザラザラしていて、そこにプラークが付着してしまうのです。

歯石には必ずプラークが付着しているので、スケーリングでの歯石除去が必要になります。

スケーリングに使う器具をスケーラーと呼び、主に、手動で使う「ハンドスケーラー」と、超音波による「超音波スケーラー」があります。

多くの歯科医院ではハンドスケーラーによるスケーリングが主流だと思います。スケーラーで歯根面にがっちりとこびりついた歯石をガリガリと取り除いていくのですが、やりすぎてしまうと歯石だけではなく、その下にあるセメント質までこそぎ落としてしまいます。

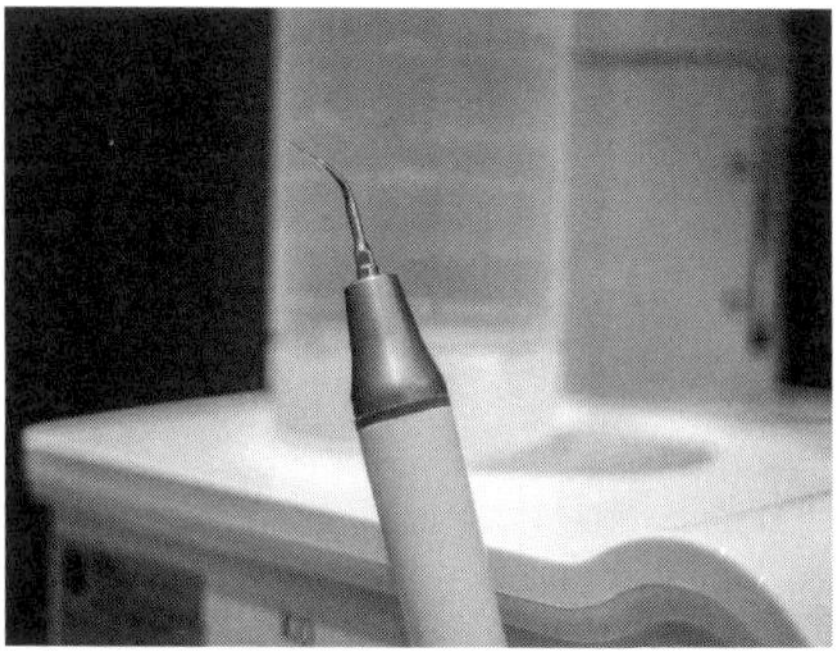
超音波スケーラー

セメント質が削り取られると知覚過敏を起こすほか、セメント質剥離などの予期せぬ副作用を引き起こしてしまう可能性があります。
近年は「超音波スケーラー」が用いられることも多く

なってきましたが、超音波スケーラーにも種類があり、性能や精度に劣る超音波スケーラーでは、ハンドスケーラー以上にセメント質にダメージを与えてしまったり、歯周ポケットの奥深くまで届かずに歯石を取り残してしまったりするリスクがあります。そのため、治療にあたっては超音波スケーラーも歯周病治療専用の振動の弱い機器を選択する必要があります。

ペリオドで使っている超音波スケーラーは微振動なので、セメント質の損傷を最小限に抑え歯石と歯垢を効果的に除去できます。加えて、「チップ」と呼ばれる先端部分が狭い歯周ポケットにも入りやすい形状をしているため、歯周ポケットの奥深くにある歯石と歯垢までしっかり除去できます。

歯周病治療用に開発された超音波スケーラーは、歯根面を可能な限り傷つけないように設計されていることが最大のメリットです。そのほか、治療効率がよく、スケーリングの際に生じる振動により、治癒時の痛みが感じづらくなるマスキングの効果もあります。

歯周病治療にルートプレーニングは必要なし

従来の歯周病治療では、歯周病菌によって汚染されたセメント質（壊死セメント質）を除去するとともに、歯根面をなめらかに（滑沢化）する「ルートプレーニング」という治療が行われています。

しかし、私どもの診療室では、歯周病治療にルートプレーニングは必要ないと考えています。というよりも、ヨーロッパでは１９８０年代に壊死セメント質は存在しないこと、また、歯根面を生理食塩液で洗浄するだけで99％以上の毒素を除去できることがわかっているのです。

それなのに、日本ではまだ壊死セメント質には細菌の毒素が染み込んでいるから除去すべきだという考えがはびこっていて、現在でもルートプレーニングによってセメント質を削り取ることで歯周病を改善させようとする歯科医院は少なくありません。こちらのほうが問題です。

ルートプレーニングは歯根表面や歯周組織を傷つけるので、歯ぐきの退縮や知覚過敏、術後の痛みなどをともなうことを考えても、よい選択ではないといえるでしょう。

プラーク破壊の最良の手段は「デブライドメント」

スケーリングが歯周病の間接的な原因になる「歯石」を取り除く治療であるのに対し、デブライドメントは歯周病の直接的な原因になる「プラーク」を取り除く治療です。

デブライドメントは、一般的に手動の器具や超音波などを用いて、歯周ポケットの内部に溜まったプラークを取り除いていきます。

ペリオドでは、前述のエアフローマスター・ペリオフローを用いてデブライドメントを行います。この器具では超微細なアミノ酸を高圧噴射することで、歯根表面にこびり付いたプラークだけを選択的に取り除くことができるため、歯ぐきにほぼダメージを与えることがありません。2012年に発売されて、国内でいちばん最初に当院が導入しましたが、プラークを取り除く医療機器としては、現存するものの中でもっとも歯ぐきへの負担が少ないのが特徴です。

用いるアミノ酸は非常に微細な粉末のため、無麻酔でもほとんど痛みをともないませんし、アミノ酸自体、水分同様に人の体を構成する栄養成分であるため、安全性も保証されています。

1日で治療を終える鍵は、その前段階にあり

当院のサイトをご覧になってご予約された方の中には、「1日で治療」という言葉を見て、初回の診察で完結すると思われる方もいますが、残念ながらそれは誤りです。**ペリオドを実践する前段階としてのブラッシング指導**があります。

ブラッシングによる磨き残しが30％以下、重度歯周病の場合は20％以下になるまで、正しいブラッシングを実践できるようになってからでなければどんな歯周病治療も無駄に終わります。症例によってはブラッシングができないまま治療をスタートすると、かえって悪化するケースもあります。

またブラッシングができるようになってから治療を開始したほうが、費用的にも安くすんだり、場合によってはペリオドが必要なくなるケースすらあるのです。

ある30代の女性の患者さんは、自分が歯周病であることを恥ずかしく思い、とにかく早

く治したいという気持ちでインターネットの検索をするうちに、当院にたどりついて予約をされました。

しかし、実際に口の中を拝見すると、歯周病の進行度合いは中程度の中でも軽いほうでした。

「この程度でしたら、ブラッシングだけで治る可能性が高いです。ペリオドで高いお金を払う必要はありませんし、仮に必要となったとしてもより安価なペリオドライトで十分です」

こうアドバイスしたところ、女性はキツネにつままれたような表情になってしまいました。やはり、それなりの覚悟を持って来院されたわけですから、「ペリオドは必要ない」などといわれたら、調子が狂ってしまいますよね（笑）。

それに、こちらにいらっしゃるまでに歯周病治療はさんざんされてきているわけですから、「ブラッシングだけで治る」といわれても、すぐには受け入れられなくて当然です。それでもなんとか丁寧にご説明をして、ブラッシング指導を受けていただき、実践してもらいました。

するとやはり、2週間後に来院されたときには症状が大幅に改善されていて、最終的に、わずか1、2本の歯に対して「ペリオドライト」よりもさらに手軽で（価格でいえば「ペリオドド」の4分の1ですむ）**「Fm－UD」による治療**のみで歯周病を完治させることができました。

Fm－UDは、2005年にイエテボリ大学ではじめられた、超音波スケーラーのみで行うシンプルな術式です。歯周病が中程度以下であれば、こちらの方法で1日の治療で歯周病を治すことが可能です。

なぜこの女性の例をここでご紹介したかといえば、くどいようですが歯周病治療の根幹はブラッシングにあるからです。

「ブラッシングがきちんとできるようになったら、1日で治療ができますよ」
「ブラッシングで治るのですから、それで治しましょう」
「ブラッシングができなければ、ペリオドで治療をしても、すぐ元通りですよ」

カウンセリングルームで、しつこく何度となくお伝えしてきた言葉です。

中度～重度の患者さんにペリオドをする場合でも、まず最初にブラッシング指導をして、歯周病の原因であるプラークを患者さん自身で除去できるようになってからでないとペリオドは行いません。

ペリオドによる歯周病菌の除去そのものは1日で終えることが可能ですが、事前のブラッシング指導と、治療を行ったあとの術後管理と継続的なメインテナンスでご来院いただく必要があることは覚えておいてください。

ペリオドによる歯周病治療の進め方

当院では、歯周病治療を大きく3つの段階でとらえています。まずは、ブラッシングとペリオドによる治療でお口の健康の土台を築き、次に、インプラント治療、補綴《ほてつ》治療などで機能回復をはかって噛む力を取り戻します。そして、ケースバイケースで機能回復と重複するところもありますが、重度歯周病で失われた骨の再生や下がった歯ぐきの再生治療によって、見た目の回復をはかっていきます。

ステップ1　専門医によるカウンセリング

患者さんのお悩みやご要望をお聞きし、口腔内の状況を確認。

歯の治療の三段階

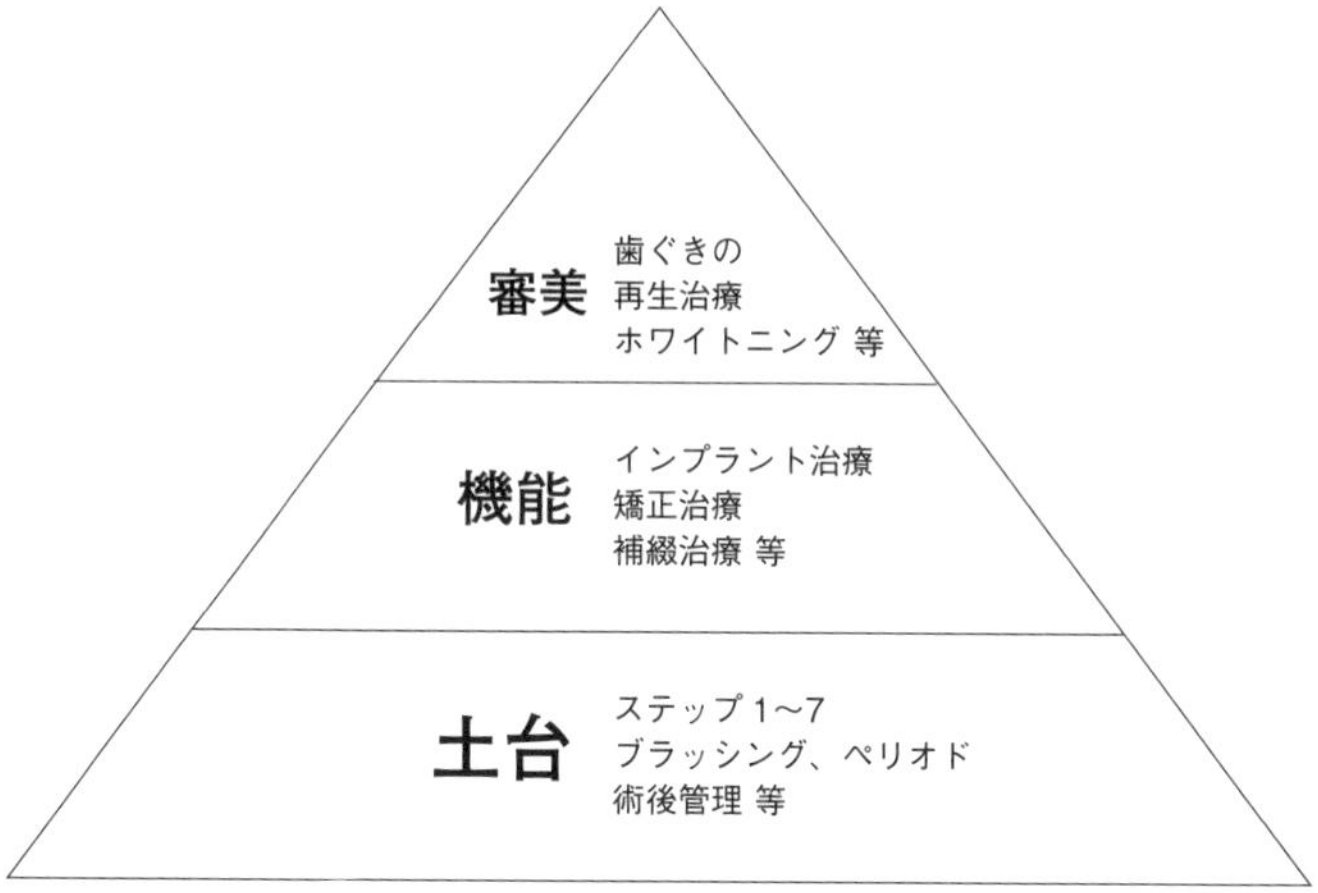

機能、審美についてはp164参照

ステップ2　オーラルチェック

歯周病、虫歯、歯の神経の状態、噛み合わせ、細菌検査、レントゲン診断により口腔内の検査を実施。詳細な検査が必要な場合は、歯科ドックを行うことも。

ステップ3　治療計画を立てる

オーラルチェックの結果をもとに、今後の治療内容や治療期間、費用についてご提案。

ステップ4　ブラッシング指導・治療開始

術前のプラークコントロールの徹底と術後の再発防止のためにその方に合ったオー

ダーメイドのブラッシング指導を行う。

ステップ5　ペリオド

症状に合わせて、「ペリオド」「ペリオドライト」「Fm-UD」のいずれかによる歯周病治療を行う。１回の施術時間は２～３時間が目安。

ステップ6　術後管理

術後２週間と４週間後、２カ月後に経過を診て、今後のメインテナンス間隔を設定。

ステップ7　メインテナンス

ブラッシングの状態、プラークの付着状態、歯ぐきの炎症の有無などを検査。結果に基づいて、炎症の残っている部位に対する再治療、治癒していればメインテナンスのインターバルを決定する。

重度歯周病患者の治療スパンについて

重症患者さんやインプラントまわりの重篤なトラブルを抱えている方は、さすがに「1日で」というわけにもいかず、治療にもっと長い期間を要します。

ここでは大まかにですが、カウンセリングから術後管理までにかかる日数を参考までにご紹介しておきます。

重度歯周病の方は、カウンセリング〜機能と見た目の回復まで、すべての治療を終えるのに平均すると1年〜1年半くらいの期間が必要です。

カウンセリング、オーラルチェック（1日）
治療計画の立案（1週間）
ブラッシング指導および歯ぐきの改善（平均3カ月）
ペリオドによる治療（1〜3回程度）
術後管理（2週間後、4週間後、2カ月後）

歯周外科手術（フラップ手術）、歯周組織再生療法、インプラント周囲炎手術、必要に応じて抜歯やインプラントの除去などを行う。

ペリオドによる治療を受けてもなお、歯ぐきに炎症が残っている場合には、歯ぐきの奥深くに残っている歯周病菌を除去するために**「フラップ手術」**と呼ばれる外科手術を行います。

中度歯周病までであれば、専用の治療機器で歯周ポケットのプラークや歯石を取り除くことができますが、重度歯周病で顎の骨が深いところまで溶かされてしまうと、治療機器が届かなくなるため、歯ぐきを切開して歯根面に付着したプラークや歯石を除去する必要が出てきます。

専用機器でのプラークや歯石の除去は、いわば、手探りに近い状態で行うわけですが、フラップ手術では目視で確実に取り除けますので、歯周病を治癒させるためには極めて重要な手術といえるでしょう。

ただし、しっかりブラッシングできていない患者さんに対してフラップ手術を行うと、歯周病の進行スピードが約3倍早くなるという研究結果があることを知っておいてください。もし、過去にフラップ手術をしたけれど、いまだに歯周病が治っていないという方はブラッシングが上手にできていない可能性が高いと考えられます。また、これからフラップ手術を行う予定がある方には、ぜひ、4章のブラッシングを参考にして磨き残しをできる限り少なくするよう努めていただきたいと思います。

フラップ手術は重度歯周病を治すのに必要不可欠な外科手術ではあるのですが、「除去してもいい肉芽組織」と「除去すべきではない肉芽組織」の見極めを誤ると、患者さんにとって不利益が生じてしまう場合があります。

顎の骨が溶かされた箇所には肉芽組織ができて、これをフラップ手術の際に除去することになるのですが、じつは、肉芽組織の中には、治療後、歯と骨をつなぎとめる線維になり、場合によっては骨に置き換わるものがあります。端的にいうと、必要な肉芽組織を残すことで骨の再生を促すことができるケースがある、ということです。

当院では術前・術中の診断によって、どちらの肉芽組織であるかを見極めたうえでフラップ手術を行っていますが、この違いを理解しているドクターは残念ながら少ないため、重度歯周病の治療は信頼できるクリニックや専門医に委ねることが大切です。

また、術後の管理、および、メインテナンスはとても重要です。術後、**メインテナンスを受けない期間が9カ月を超えると、歯周病の再発率はおよそ5割にのぼる**というデータがあります。当院では、その方の口腔内の状態やブラッシングの状況をみて、2〜3カ月に1回のメインテナンスに来ていただいていますが、定期的にいらっしゃっている限り大きな変化は起こりませんし、もし、再発の兆候が見られたとしても早期に発見できるため、ブラッシングの見直しなどで治していくことが可能になります。

歯周病完治後に取り組むインプラント治療・再生治療について

歯周病の治療が終わり、お口の中に健康という名の土台が完成したら、次は、噛む力などの機能回復、さらには、見た目の回復のステップに進む方も多くいらっしゃいます。

まず、機能回復については、人工歯根を埋め込む「インプラント治療」、広がった歯の位置を矯正する「矯正治療」、ブリッジなどの「補綴《ほてつ》治療」がこれに当たります。重度歯周病により歯を失った部位は、多くの場合インプラントを埋め込むために必要な顎の骨がなくなってしまうため、「GBR」と呼ばれる顎骨の再生治療を行い、失われた顎骨を再生させる必要があります。

具体的には、エムドゲイン・ゲルというタンパク質を主成分とする薬剤を染み込ませた人工骨を顎骨に設置し、人工骨が漏れ出てこないように歯周組織の再生治療で用いる薄い膜でカバーした後、歯ぐきで覆って顎骨の再生を誘導します。

術後、顎骨が再生するまでに8カ月前後かかり、それを待ってようやくインプラント治療に取りかかれるため、全体の治療期間もその分長くなります。

当院で行われる再生医療の9割以上がこのエムドゲインによる歯周組織、顎骨の再生です。エムドゲインは世界の約40カ国以上で使用されており、全世界で200万以上の症例がありますが、副作用は一例も報告されていない、非常に安全で確実な方法です。

再生治療としてもうひとつ、患者さんからの希望が多いのは、**歯周病によって下がった歯ぐきの再生治療**です。こちらは全体に施すというよりは、とくに前歯など目立つところのみ行う方が大半です。

「結合組織移植術」といいますが、方法としては、上顎の裏を切開して表皮と骨の間にある結合組織を切り取ってきて、それを歯ぐきの内側に移植します。歯ぐきの厚みを1ミリ厚くすると、歯ぐきが1・5ミリ高くなります。これは神様が決めた数字で、どうしてそうなるのかはっきりとした理由はまだ解明されていません。

場合によっては、この歯ぐきの再生治療と歯と歯の間を狭くする矯正治療などを組み合わせ、見た目の回復をはかっていきます。

また、審美的なところでは歯の白さを取り戻す「ホワイトニング」が有名ですが、こちらも歯周病治療がすべて終わり、歯ぐきの炎症がなくなってからでないと行うことができません。

というのも、ホワイトニングの薬剤に歯ぐきからの出血によって血が混ざると、歯がまだらに白くなってしまう可能性があるからです。ホワイトニングは、高濃度の薬剤を用いて歯の表面のエナメル質を白くする「オフィスホワイトニング」と、マウスピースに低濃度の薬剤を入れて歯の象牙質を白くする「ホームホワイトニング」の2段階で行います。

ホームホワイトニングはその名の通り、患者さんご自身に自宅で行ってもらうものですので、お口の状態が健康でなければ行うことができません。

ペリオドで、ブラッシングが趣味に

「口の中のネバネバがなくなってスッキリ」
「歯ぐきからの出血で、何を食べても血混じりの味がして毎回の食事が憂うつだったけど、いまは何を食べてもおいしくて幸せ！」
「見た目と口臭が気になって外出時はマスクが欠かせなかったけど、それがいらなくなって、堂々とした気持ちで街を歩ける」

ペリオドで歯周病を治癒された方の多くが、再び食べられるよろこびを感じると同時に、口の中に違和感のない状態がこんなにも気持ちがいいものなのかという爽快感を味わわれるようです。

当院では70代以上の患者さんも多いですが、他院では「抜歯してブリッジか入れ歯にしましょう」と言われていた方でも、残せる歯はできるだけ残し、再生治療とインプラント治療によって、ピーナッツ、おせんべい、スルメ、イカ、アワビ、なんでも噛める状態を取り戻した方がたくさんいらっしゃいます。

ある50代の男性はとてもアクティブな方で、ゴルフなど体を動かすことを趣味にしていらっしゃいました。ところが、ペリオドによって歯周病が治ると、「口の中にトラブルがないだけで、こんなにも毎日を気持ちよく過ごせるなんて驚きです！」と、すっかりペリオドのファンになってくださいました。

その後、「口の中の健康を保つことが私の趣味です！」と宣言され、それまでは何をおいても最優先だった休日のゴルフより、歯のメインテナンスが第一、という生活に変わられました。２カ月おきのメインテナンスでお口の中を拝見しても、毎日のブラッシングを丁寧にされていることは一目瞭然。とてもきれいに磨けているので、つい心配になり「頑張りすぎて、磨きすぎないようにしてくださいね。あんまりやりすぎると、歯ぐきに擦過傷ができてそこから細菌が入り込んでしまいますよ」というアドバイスをしたほどでした。

ほどなくして、奥様もペリオドによる治療を受けられ、次は２人の息子さん、その次は息子さんの奥さんまで。「家族みんなの口の健康を守るのが私のライフワークです」というのが、いまではその方の口癖になっています。

6章

ここも知りたい！ 歯のトラブルQ&A

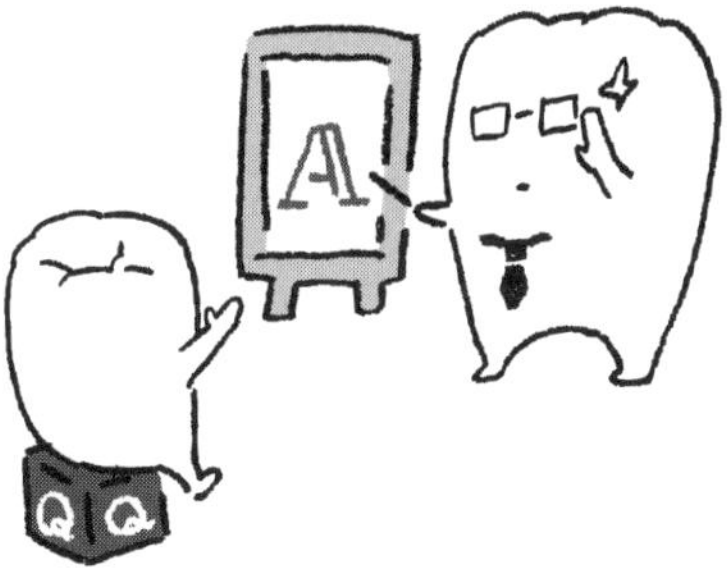

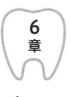

Q1　どのくらいの期間ブラッシングを頑張れば、初期の歯周病は治りますか？

当院でブラッシング指導をした場合には、2週間から1カ月もあれば歯ぐきの状態が大幅に改善することが多いです。初期の歯周病や歯肉炎ならこの期間で治ってしまうことも多く、「もっと早くブラッシングのやり方を知りたかった」という声を非常に多くいただきます。

ご自宅で試される場合には、必ず染め出しを行って、染め出し液が濃く残っている場所＝磨き残しのある部位＝自分がブラッシングを苦手とする場所をしっかり把握されてから、1本の歯に対して5面、ブラシを面で当てる〝ごめんブラッシング〟を実践していただければ、**2～3週間で歯ぐきの色の変化や腫れが引いてくる**のを実感いただけるのではないかと思います。

早く治したいからとゴシゴシ強い力で磨くと歯ぐきを痛めますので、その点はよくご注意ください。

Q2　歯は削る？　削らない？　本当はどちらがいいの？

歯は本来、削らないのがいちばんです。歯を大きく削ると歯の神経がダメージを受けるからです。歯は神経があることで、丈夫で新しい歯がつくられます。

私たちが生まれながらに持つ歯は、生きている歯（神経のある歯）。これを「生活歯」といいます。生活歯は、栄養や水分が十分に行き届いた〝生きている木〟のようにしなやかで、滅多に折れることはありません。一方で、神経を抜いた歯を「失活歯」といいますが、栄養の供給が遮断されるだけでなく、壊死した神経を除去するために歯を大きく削ることで厚みがなくなるため、いわば〝枯れ木〟のように折れやすい状態です。

その結果、破折と呼ばれる、歯が割れてしまうことが多く生じるようになります。破折が生じると治療としては抜歯することが多く、歯を喪失することになるわけです。

歯の神経が死ぬと、根っこの先に炎症が起きたり、根の先端部分に膿の袋ができたりするリスクも生じます。膿の袋には、プラークと同じような細菌の塊があるのでなかなか治りません。

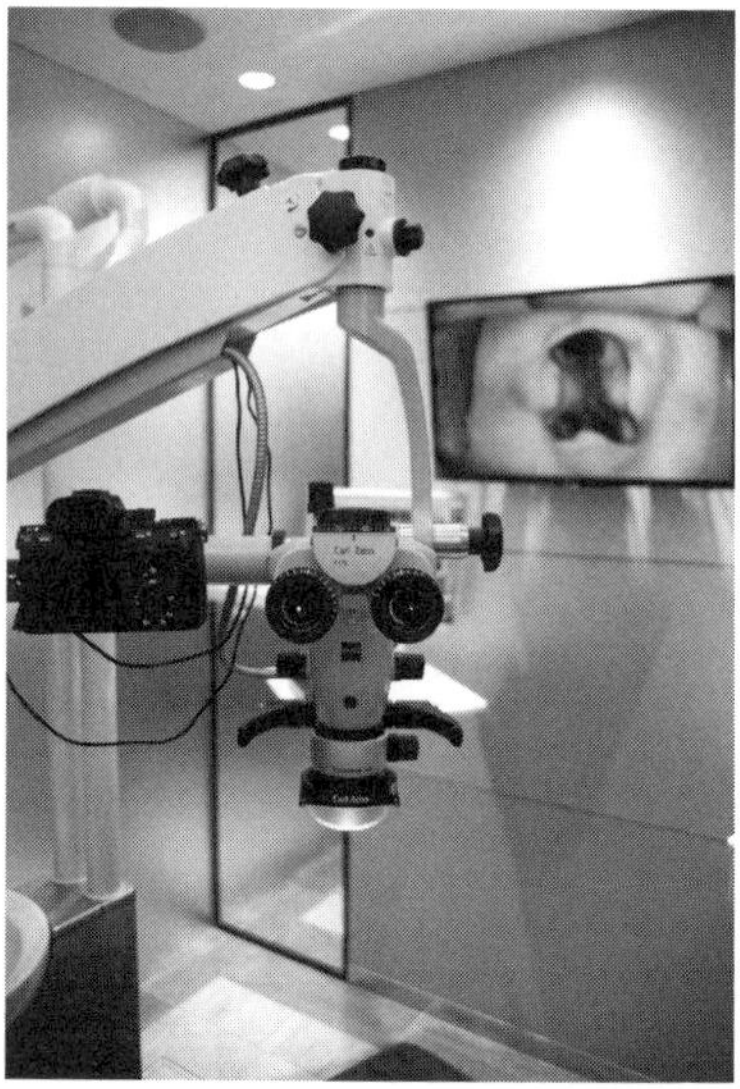

歯科用マイクロスコープ

歯科治療先進国のスウェーデンでは、まず神経は取りません。抜髄《ばつずい》と言われる歯の神経を除去する処置がほとんど行われないスウェーデンと比して、日本では1日に4万本、年に直すと1500万本の歯に対する神経治療が行われているのです。日本の保険制度は出来高払いですから、神経を取ればそれもお金になるんです。

もちろん、生きている神経に虫歯が進行して神経に強い炎症が起きている場合や、虫歯が進行しすぎて、神経がすでに死んでしまっている場合には、神経を抜く必要があります。

しかし歯の寿命は、「神経があるかないか」で大きく左右されます。そうである以上、当院では進行した深い虫歯でもできる限り神経を残すよう努めています。神経を守ることが、結果として「健康な歯を維持すること」につながるからです。

神経の処置も根管治療（根管内から神経や細菌を除去したうえで清掃・消毒を行う措置）も非常に小さく暗く狭いエリアの中で行っています。それには、裸眼での正確な治療は物理的に無理です。約20倍近い拡大視野を得られる歯科用マイクロスコープを用いることで、精密かつ安全な治療が可能になり、神経の保存の可能性が高まり、根管治療の成功率も大幅に向上します。

ただし、この治療はマイクロスコープがなければできない上に、保険適用外です。神経を残すための治療を施してもたいしてお金がもらえないならば取ってしまおう、と多くの歯科医が考えるのも無理はありません。また、一般の歯科医院でなんとか神経を残してあげようという思いで先生が一生懸命に取り組んでも、仮に痛みが出た場合、「あそこの先生は下手だ」という悪評にもつながりかねません。歯科の現場にはそういうジレンマもあります。

Q3　口臭対策を教えてください

歯周病の代表的な症状に口臭がありますが、口臭があるからといって、必ず歯周病であるというわけではありません。

寝起きや緊張しているときに口臭が強くなるのは、「生理的口臭」といって、健康な人でも一時的に生じることがあります。唾液の分泌量が少なくなることや舌苔《ぜったい》の汚れが主な原因ですので、これらを改善することが口臭対策につながります。

唾液の分泌を促すためにできることは、「よく噛んで食べること」です。ガムを噛むのも効果的ですし、舌をぐるぐる回すなどの体操もお勧めです。

口呼吸のクセがある方やドライマウスの方も唾液の分泌が減りますが、これらは歯科医院で改善できる可能性があるので、受診を検討してみましょう。

舌苔の汚れについては、**「舌磨き」が有効**です。夜寝る前に舌磨きをすると、寝起きの口臭が軽減されるというのはデータで証明されています。

舌磨きは専用の「舌ブラシ」を使うのが安全で効果的ですが、ブラッシングの際に歯ブラシで軽く磨くだけでも十分な効果が得られるでしょう。

ただし、口臭が気になるからと頻繁に舌磨きをやりすぎると、舌炎を起こすこともあるので注意してください。

歯周病などの病的口臭は生ゴミっぽいニオイがするのが特徴です。口臭の原因の90％は口の中にあるといわれていますが、「なんとなく臭うかな?」くらいでしたら、あまり神経質になりすぎないほうがいいでしょう。心配が行きすぎると、ニオイがあると思い込んでしまう「心理的口臭」を引き起こしてしまうかもしれません。

もし、周囲が臭わないといってもどうしても口臭が気になる方は、歯科医院を受診して「口臭になるような疾患がない」ことを確かめてみられるのもいいでしょう。

Q4　1本だけ歯周病になることはありますか？

可能性としては、あります。1本1本の歯に対して、バラバラに進行していくのが歯周病の特徴で、比較的、前歯は歯周ポケットが浅く、歯周病になりにくい部位ではあります。ですが、歯周病になる方というのは、手先が不器用でブラッシングが上手にできない方や、面倒がってブラッシングを適当に終わらせてしまう方が多いというのも事実ですので、その1本だけが歯周病になるということは、ちょっと考えにくいのかなと思います。

また、1本の歯であっても歯周ポケットの深さは部位によって異なります。歯ブラシが届きやすい表面の中央は浅くても、隣の歯との隣接面は深いこともよくあるので、当院では毎回6カ所を測っています。しかし、一般的な歯科医院での定期検診で歯周ポケットの深さをはかるときはたいてい1カ所か多くても4カ所なので、初期の歯周病を見逃してしまうこともままあります。

ですので、「大丈夫ですよ」といわれても、歯ぐきの腫れなど気になる症状があるときは、どんどん質問して確認されたほうがいいと思います。

Q5　歯周病になりやすいのはどんな人？

まず、歯周病というのは、歯肉炎や歯周炎の総称です。炎症が歯ぐきだけの場合は「歯肉炎」、歯を支える歯槽骨まで溶けはじめると「歯周炎」です。ちなみに年配の方がよく使う歯槽膿漏という言葉は、歯周炎の通り名で、全くの同義語です。

歯周病の原因は細菌ですが、口腔内に同じ数の細菌が存在していても歯周病になりやすい人、なりにくい人がいます。リスクファクターは次の通りです。

・歯磨きが不十分

しっかりと歯磨きができていないと口腔内に細菌の塊であるプラークが溜まり、歯周病にかかりやすくなります。

・喫煙の習慣がある

タバコを吸うと白血球の機能が低下し、細菌に対する抵抗力が落ちるため、歯周病にかかるリスクが高くなります。また、タバコを吸うと毛細血管が収縮して循環障害が起こるため、歯周病の治りも悪くなります。

・ストレスが多い

一見、無関係に思えるストレスですが、多くのストレスを抱えていると全身の免疫力が下がり、細菌感染のリスクが高まります。

・遺伝

重度の歯周病患者は、両親もしくはどちらかの親が重度の歯周病であることが多いという研究報告があります。また、慢性歯周炎の遺伝率は50％とも言われています。歯周病は細菌感染によって起こるので遺伝病ではありませんが、歯周病になりやすい体質は遺伝する可能性がある、ということです。

・糖尿病を患っている

糖尿病になると免疫力が低下するので、歯周病にかかるリスクも高まります。糖尿病の人はそうでない人に比べ、歯周病にかかるリスクが2〜4倍になるというデータもあります。ただし、血糖値がインシュリンなどで正常値に保たれていれば、糖尿病であっても健常者となんら変わりはありません。

Q6　長く付き合える、いい歯医者の見分け方を教えてください

患者さんと歯科医師との相性もあるでしょうし、これがいい歯医者の条件だと断言できるものはありませんが、もし、丁寧なブラッシングを指導してくれたり、歯周ポケットの深さなど毎回のデータをきちんと残して管理してくれている歯科医院との出会いがあれば、それは大切にされたほうがいいかもしれません。

ブラッシングやデータの保管は、保険点数に結びつかず、歯科医院としてはお金にならない割に手間のかかるものです。しかし、予防医療に対する確かな知識を備えていれば、とても重要だとわかるのがこの2つです。

ブラッシングの重要性はさんざんお伝えしてきましたのでここでは割愛しますが、データについては、その方がどれだけブラッシングを上手にできているかの大切な判断材料となるものです。

歯周ポケットの深さをはかり、前回よりも深くなっていればそこには必ず何かの要因が

あるはずですし、反対に歯周ポケットが浅くなっていればブラッシングが上手にできているることの証となります。

その方のいまを知るためにも、また、今後の治療方針やメインテナンス・プログラムを立てるためにもデータは重要なものですので、ひとつの目安にしていただくといいでしょう。

また、歯科医師のプロフィールを見ると、「○○歯周病学会 会員」などと記載されていて、所属する学会の数が多いほうが勉強熱心な先生だと思われるかもしれません。しかし残念ながら、ただ学会に所属しているだけの幽霊会員も多くいて、学会や講演会で一度も顔をお見かけしたことのないような方も含まれています。

ですから、どこの大学の出身であるとか、所属する学会の数であるとかの肩書きを重視するよりは、自分とのフィーリングや指導の丁寧さなどを基準にされたほうがよいように思います。

Q7　子どもも歯周病になりますか？

口の中に歯がある限り、誰でも歯周病になる可能性があります。

歯周病の細菌は、歯が1本もなくなった口の中からはいなくなります。しかし、インプラントを入れると、また歯周病菌がどこからともなくやって来ます。ですから、歯がある限り、歯周病になる可能性を排除できないのです。

子どもの歯周病については、細菌感染はもちろん、その背景に遺伝や免疫力が弱いといった条件が絡んできます。

子どもの歯周病を予防するために大切なのは、仕上げ磨きをしっかりしてあげること。虫歯予防にも直結します。複雑な構造の歯を1本1本磨いていくのは大人でも難しいのですから、子どもが自分自身で理想的なブラッシングを行うのは非常にハードルが高いといえるでしょう。

歯磨きが上手にできない子どもにこそ、電動歯ブラシがお勧めです。短時間で効率よく磨けますので、仕上げ磨きの時間も短縮できます。

私には小学校高学年の息子がいますが、まだ仕上げ磨きは私が行っています。何歳まで仕上げ磨きをするというよりは、その子が上手に磨けるようになるまで、というのがひとつの指標になると思います。

きちんと磨けているかどうかは、染め出しを行って確かめるのがいちばん確実です。大人の目から見て、磨き残しが30％くらいになったら本人に歯磨きをまかせ、3〜4カ月に1回の定期検診を習慣にするように導いてあげましょう。

遺伝的な要素の強い侵襲性歯周炎（若年性歯周炎）については、先の解説（73ページ）を参考にしてください。

Q8　介護の現場でできる歯周病対策はありますか？

やはり、プラークが残らないように、しっかり歯磨きをしてあげることが歯のトラブルを防ぐいちばんの方法です。そのためには、介護する側にもされる側にも負担の少ない、電動歯ブラシをお勧めします。

歯磨きをする際のポイントは、「歯と歯ぐきの境目」「歯と歯の隣接面」「奥歯の噛み合わせの溝」の三大不潔域を意識して磨くことと、磨き残しの多い奥歯にもブラシを面で当てて、きちんとプラークを落とすことです。奥歯を磨くときには口は半開きで、前歯の裏側を磨くときは歯ブラシを縦にして使うとスムーズでしょう。

口腔内ケアとしては、定期的に歯科検診を受けられるような環境を整えること、もっといえば歯科衛生士が介護の現場に介入できる仕組みがあるとベストだと考えます。

歯周病は高齢者に多い「誤嚥性肺炎」の起炎菌です。とくに要介護者において誤嚥性肺炎は致命的な病気なので、しっかりケアして未然に防いであげることが重要です。

Q9　保険外の歯周病治療はいくらくらいかかりますか？

当院の場合でお伝えしますと、中度～重度の歯周病患者さんに対して行う「ペリオドド」は、現在30万円です（税別。以下同）。軽度～中程度の方に行う「ペリオドライト」で15万円、軽度の方に行う「Fm－UD」で7万5千円です（歯周病治療の保険外治療費は医療費控除の対象となります）。

オーラルチェックは1回1万円。治療前に口腔内を詳細に検査・診断することで、その方に合った治療計画を立てることができます。口腔内写真撮影、レントゲン撮影、歯周病の検査（歯周ポケットの深さ、BoP、歯の動揺度、根分岐部病変の検査、アタッチメントレベルの測定）、虫歯の検査、位相差顕微鏡での細菌検査の5つを行います。最後の検査では、お口の中から採取した細菌を実際に映像で見ていただいてもいます。

私どもの診療室では、最初のカウンセリングは無料で行っており、治療方針や治療費についてご納得いただいてからでないと治療には進みませんのでご安心ください。

Q10　定期検診はどのくらいの頻度で受けるのが理想ですか？

多くの歯科医院で推奨されている、**3カ月に1回の定期検診**というのは、とてもいいペースだと思います。

本当のことをいえば、その方に備わった免疫力の強弱に依存する部分が大きく、何カ月に1回が絶対にいいということはいえません。しかし、メインテナンスの間隔を調べた研究があって、歯周病治療が終わった患者さんを6年間、追跡調査しています（Axelsson P. & Lindhe J., 1981）。

みなさん、治療前は同じくらい歯周病が進行している方ばかりです。最初の3年間は2カ月に1回メインテナンスに来てもらうグループと、3年間メインテナンスをしないグループをつくって比較したところ、2カ月に1回メインテナンスをしたグループは治療後の口腔環境を保っていたのに対し、何もしないグループではほとんどの人が歯周病を再発していました。

その後の3年間、2カ月に1回のグループは3カ月に1回メインテナンスを行い、もう片方は次の3年間も何もしません。すると、3カ月に1回の人は6年後もいい状態をキープしていました。6年間何もしないグループは、3年後からさらに口腔環境を悪化させていました。

じゃあ、3カ月以上あけたらどうなるんだという疑問が出てくると思いますが、3カ月、9カ月、18カ月に1回という形で比較したところ、9カ月に1回では45%の人が歯周病を再発していました。これが6カ月になると再発率は20~30%で、3カ月に1回ではわずか1・5%にとどまりました。

また、取り去ったプラークがまた溜まりはじめ、細菌が増殖するのにはおよそ90日間かかると考えられるので、3カ月に1回が理にかなっているという結論になります。

ぜひ、忘れずに定期検診に足を運んでください。

エピローグ　歯を失わない生き方へ

歯周病は、インフルエンザのようにウイルスを吸い込むことによって感染するのではなく、歯がある限り、その原因菌が口の中にいるという内因感染です。ですから、歯が生えはじめて最後の1本を失うまでは、誰もが歯周病にかかる可能性を持っています。

長年、日本では歯周病の高い有病率を維持していますが、ブラッシングをきちんとすれば歯周病は予防できることは60年代にすでに示されているのです。

歯科先進国スウェーデンでは、歯科医院に定期的に通院し、その方に合ったオーダーメイドのブラッシング指導を受けることで、虫歯は成人の平均で1本以下に、そして、重度歯周病にかかる人のほうが珍しいという社会になっています。

歯周病は生活の中で適切なブラッシングにより予防できるという研究と、国の政策として成功している実例が揃っているのに、日本の歯科治療は旧態依然のまま、この50年間ほとんど変わっていません。

超高齢化社会を迎えている日本において、予防治療に重点を置いた政策、保険制度のシフトは喫緊の課題です。保険治療の中で入念なブラッシング指導を実施することが可能な制度が整えば、国民全体の口腔衛生と健康は守られますし、結果、医療費の削減にもつながるはずです。


また、今後、当院で実施しているような歯科と医科の連携はますます社会的に求められてくる分野だと思います。

糖尿病を例にするとわかりやすいのですが、たとえば、インシュリンを投与しても血糖値が下がりにくい患者さんには重度歯周病の方が多く、歯周病を治療することで血糖値のコントロールがしやすくなります。しかし、まだまだ一般的には、血糖値のコントロールがうまくいかないときに歯周病を疑って歯科の受診を勧める医師はあまりいません。歯周病と糖尿病の関連への取り組みは歯科からのアプローチでなされることが多いでしょう。

私どものクリニックでは医科と歯科の垣根がなく連携できるため、患者さんのデータを共有しながら迅速に治療にあたれるというメリットがあります。

こうした連携が社会的にもっと進めば、患者さん自身の不安や負担を減らせますし、医師同士がダイレクトにやり取りができるので、治療がスムーズに進みます。

歯の病気で命を失う人はいないからか、大学病院で歯科は医科よりも格下に見られがちです。でも、これからの時代はそうであってはなりません。全身の健康管理は口からはじめる。遠くない将来にそれが常識となり、健康寿命の観点からも、より一層、医科と歯科の二人三脚が必要とされるはずです。

私はその新しいロールモデルをつくりたくて、自身で開業していたクリニックをたたみ、現在のクリニックの前身である医院の院長に就任しました。収入面では大幅にダウンしましたが、私には昔からお金よりもやりがいを優先するところがあり、おかげで妻には愛想を尽かされてしまいましたが（笑）、医療者として人生をかけてどうしても実現させたい夢であり目標でした。

私の長年の思いが結実した「ペリオド」も、現行制度の中では自由診療にせざるをえません。しかし、今後、歯周病に対する理解が深まり、予防においても治療においても、本当に必要なものが保険診療で受けられる世の中になることを願っていますし、それを目標にもしています。遠方だったり、経済的に「ペリオド」を受けることができない方のためにも、本書では惜しみなく、歯周病にかんする最新の知見を開示しました。

〝ごめんブラッシング〟は「ペリオド」、ひいては歯周病治療の核心です。本書に沿って日々実践していただくだけで、どんな方でも歯周病は予防できますし、軽度〜中程度進行してしまった方も大きく症状を軽減することができます。正しいブラッシングは文字通り、一生の財産となります。

歯は失ってしまうと、二度と取り戻すことはできません。

電動歯ブラシで1日5分を2回——日々の適切なケアと歯科医院での定期的なメインテナンスで、自分自身の歯と健康を守ることができます。

歯を失わない生き方は、クオリティ・オブ・ライフそのもの。それは、自分の意思で選択できる生き方のスタイルです。

自分の歯で噛んで健康に食べられる人には、笑いが多い。大きく口を開けて笑えるんです。それは多くの患者さんを治療する中で感じてきた実感です。

生きる喜びに満たされた一生のために――。

どうかブラッシングの大切さを心に刻み、あなたの大切な人にも教えてあげてください。

清水智幸（しみず・ともゆき）

1963年東京都生まれ。88年、日本歯科大学卒業。近代歯周病学の生みの親であるスウェーデン・イエテボリ大学のヤン・リンデ名誉教授と日本における歯周病学の第一人者である奥羽大学歯学部歯周病科・岡本浩教授に師事。2000年、清水歯科クリニック開設。09年、東京マキシロフェイシャルクリニック院長に就任。同クリニックは15年に東京国際クリニックと名称変更し、現在にいたる。歯周病治療・歯周外科の症例数は10,000症例以上に及ぶ。近年はインプラント周囲炎治療の講師も務め、後進の育成にも力を入れている。

歯《し》周病《しゅうびょう》は1日《いちにち》で治《なお》せる！

2019年2月28日　第1刷発行

著　者　清水智幸《しみずともゆき》

発行者　鳥山 靖

発行所　株式会社 文藝春秋
〒102-8008
東京都千代田区紀尾井町3-23
電話　03-3265-1211

DTP　エヴリ・シンク

印刷所　光邦

製本所　光邦

　ISBN978-4-16-390982-0
Printed in Japan